Álcool e suas conseqüências:
uma abordagem multiconceitual

Álcool e suas conseqüências:

uma abordagem multiconceitual

Editores:
Arthur Guerra de Andrade
James C. Anthony

Co-editora:
Camila Magalhães Silveira

Copyright©2009 Editora Manole Ltda., por meio de contrato de co-edição com os editores.

Logotipos: Copyright© ICAA – International Council on Alcohol and Addictions
Copyright© IPq – Instituto de Psiquiatria do Hospital das Clínicas da FMUSP

Projeto gráfico e editoração eletrônica: Departamento Editorial da Editora Manole
Capa: Departamento de Arte da Editora Manole
Ilustrações do Miolo: Guilherme Jotapê Rodrigues

Dados Internacionais de Catalogação na Publicação (CIP)
(Câmara Brasileira do Livro, SP, Brasil)

Álcool e suas conseqüências : uma abordagem
multiconceitual / editores Arthur Guerra de
Andrade, James C. Anthony, Camila Magalhães
Silveira. -- Barueri, SP : Minha Editora, 2009.

Vários autores.
Bibliografia.
ISBN 978-85-98416-78-6

1. Álcool - Abuso 2. Álcool - Efeito fisiológico
3. Alcoólatras - Psicologia 4. Alcoólatras -
Reabilitação 5. Alcoolismo I. Andrade, Arthur
Guerra de. II. Anthony, James C. III. Silveira,
Camila Magalhães.

09-00729   CDD-362.2928

---

1. Alcoólatras : Recuperação : Problemas sociais
362.2928

Todos os direitos reservados.
Nenhuma parte deste livro poderá ser reproduzida, por qualquer
processo, sem a permissão expressa dos editores.
É proibida a reprodução por xerox.

1ª edição – 2009

Editora Manole Ltda.
Avenida Ceci, 672 – Tamboré
06460-120 – Barueri – SP – Brasil
Tel: (11) 4196-6000 – Fax: (11) 4196-6021
www.manole.com.br
info@manole.com.br

Impresso no Brasil
Printed in Brazil

Autores

André Malbergier

Médico Psiquiatra. Doutor em Psiquiatria pela Faculdade de Medicina, Universidade de São Paulo. Professor Adjunto do Instituto de Psiquiatria, Faculdade de Medicina, Universidade de São Paulo.
Coordenador do Grupo Interdisciplinar de Estudos de Álcool e Drogas (GREA), Instituto de Psiquiatria, Faculdade de Medicina, Universidade de São Paulo.

Arthur Guerra de Andrade

Médico Psiquiatra. Professor Associado do Departamento de Psiquiatria, Faculdade de Medicina, Universidade de São Paulo.
Professor Titular de Psiquiatria e Psicologia Médica, Faculdade de Medicina do ABC.
Presidente Executivo do Centro de Informações sobre Saúde e Álcool (CISA).

Camila Magalhães Silveira

Médica Psiquiatra da Unidade de Dependência Química do Instituto de Psiquiatria, Faculdade de Medicina, Universidade de São Paulo.
Pesquisadora do Núcleo de Epidemiologia Psiquiátrica do Instituto de Psiquiatria,

Faculdade de Medicina, Universidade de São Paulo. Coordenadora do Centro de Informações sobre Saúde e Álcool (CISA).

Carla L. Storr
Professora do *Department of Family and Community Health at the University of Maryland School of Nursing*, Baltimore, EUA.
Professora Adjunta, *Department of Mental Health at the Johns Hopkins Bloomberg School of Public Health*, Baltimore, EUA.

Danilo Antonio Baltieri
Médico Psiquiatra. Mestre e Doutor em Medicina pelo Departamento de Psiquiatria, Faculdade de Medicina, Universidade de São Paulo.
Professor Assistente de Psiquiatria, Faculdade de Medicina do ABC. Pesquisador do Instituto de Psiquiatria, Faculdade de Medicina, Universidade de São Paulo.
Membro da Associação Internacional para o Tratamento de Agressores Sexuais (IATSO).

Fernanda Cestaro Prado Cortez
Médica Psiquiatra. Pesquisadora do Ambulatório de Transtornos Sexuais, Faculdade de Medicina do ABC.

Gabriel Andreuccetti
Pós-graduando em Epidemiologia, Departamento de Medicina Preventiva, Faculdade de Medicina, Universidade de São Paulo.
Pesquisador do Centro de Informações sobre Saúde e Álcool (CISA).

Hermann Grinfeld
Médico Pediatra do Hospital Israelita Albert Einstein.
Pesquisador do Instituto de Ciências Biomédicas, Universidade de São Paulo.
Membro da Sociedade Brasileira de Pediatria.

Autores

James C. Anthony

Professor de Epidemiologia, *College of Human Medicine, Michigan State University*, EUA.

Julio de Carvalho Ponce

Pós-graduando em Medicina Legal, Departamento de Medicina Legal, Ética Médica e Medicina Social e do Trabalho, Faculdade de Medicina, Universidade de São Paulo.

Laura Helena S. G. Andrade

Médica Psiquiatra. Pós-doutora em Psiquiatria pela *Johns Hopkins University*, EUA. Professora e Supervisora do Programa de Pós-Graduação em Psiquiatria do Departamento de Psiquiatria, Faculdade de Medicina, Universidade de São Paulo. Coordenadora do Núcleo de Epidemiologia Psiquiátrica do Instituto de Psiquiatria, Faculdade de Medicina, Universidade de São Paulo.

Luciana Roberta Donola Cardoso

Psicóloga da Unidade de Dependência Química do Instituto de Psiquiatria, Faculdade de Medicina, Universidade de São Paulo.

Lúcio Garcia de Oliveira

Biomédico. Mestre e Doutor em Ciências pelo Departamento de Psicologia, Universidade Federal de São Paulo.
Pesquisador do Centro de Informações sobre Saúde e Álcool (CISA).

Maria Carmen Viana

Título de PhD em Psiquiatria pelo Institute of Psychiatry, University of London, Reino Unido.
Professora Associada da Escola de Medicina da Santa Casa de Misericórdia, Vitória.
Pós-doutoranda do Núcleo de Epidemiologia Psiquiátrica do Instituto de Psiquiatria, Faculdade de Medicina, Universidade de São Paulo.

Salme Ahlström

Professora de Sociologia, *Department of Alcohol and Drug Research, National Research and Development Centre for Welfare and Health*, Finlândia.

Vice-Presidente do *International Council on Alcohol and Addictions* (ICAA).

Silvia S. Martins

Médica Psiquiatra. Doutora em Psiquiatria pelo Departamento de Psiquiatria, Faculdade de Medicina, Universidade de São Paulo.

Professora Pesquisadora, *Department of Mental Health, Johns Hopkins Bloomberg School of Public Health*, Baltimore, EUA.

Wolfgang Heckmann

Professor de Psicologia, *Department of Social and Health Sciences, University of Applied Sciences Magdeburg Stendal*, Alemanha.

Vilma Leyton

Doutora em Toxicologia pela Faculdade de Ciências Farmacêuticas, Universidade de São Paulo.

Professora de Medicina Legal, Departamento de Medicina Legal, Ética Médica e Medicina Social e do Trabalho, Faculdade de Medicina, Universidade de São Paulo.

Diretora do Departamento de Álcool e Drogas da Associação Brasileira de Medicina de Tráfego (ABRAMET).

Yuan-Pang Wang

Médico Psiquiatra. Mestre e Doutor em Psiquiatria pelo Departamento de Psiquiatria, Faculdade de Medicina, Universidade de São Paulo.

Pesquisador Associado do Núcleo de Epidemiologia Psiquiátrica do Instituto de Psiquiatria, Faculdade de Medicina, Universidade de São Paulo.

Professor Titular de Psiquiatria da Faculdade de Medicina de Santo Amaro (UNISA).

Sumário

Prefácio. XI
Peter Vamos

Consumo nocivo de álcool: dados epidemiológicos
mundiais 1
James C. Anthony

Principais conseqüências em longo prazo relacionadas
ao consumo moderado de álcool 37
Arthur Guerra de Andrade
Lúcio Garcia de Oliveira

Dependência do álcool: aspectos clínicos e diagnósticos. . . .67
Wolfgang Heckmann
Camila Magalhães Silveira

Consumo nocivo de álcool entre estudantes europeus:
resultados do ESPAD 89
Salme Ahlström

Álcool e suas conseqüências: uma abordagem multiconceitual

Padrões de consumo do álcool e problemas decorrentes do beber pesado episódico no Brasil 103

Laura Helena S. G. Andrade
Camila Magalhães Silveira
Silvia S. Martins
Carla L. Storr
Yuan-Pang Wang
Maria Carmen Viana

Problemas específicos: álcool e HIV/AIDS 123

André Malbergier
Luciana Roberta Donola Cardoso

A violência e o consumo nocivo de álcool 139

Danilo Antonio Baltieri
Fernanda Cestaro Prado Cortez

Problemas específicos: álcool e trânsito 163

Vilma Leyton
Julio de Carvalho Ponce
Gabriel Andreuccetti

Consumo nocivo de álcool durante a gravidez 179

Hermann Grinfeld

Caderno colorido. 1

X

Prefácio

A questão sobre como reagir aos diversos padrões de consumo do álcool, à indústria de bebidas alcoólicas e ao problema do alcoolismo é uma posição arbitrária, que tem imposto às famílias, às cidades e às nações a criação de inúmeras medidas de intervenção responsáveis pela definição das seguintes aspirações:

- *uma cultura de abstinência ou uma sociedade cujo ideal é ficar livre de substâncias que causam dependência;*
- *uma cultura ambivalente ou uma sociedade na qual o consumo do álcool é um ritual excepcional;*
- *uma cultura permissiva ou uma sociedade que garante direitos e arbitrariedades individuais;*
- *uma cultura funcionalmente perturbada ou uma sociedade que destrói a si mesma através do álcool.*

Em qual desses ambientes é melhor viver?

Heckmann & Silveira[1]

---

1   Heckmann, W. & Silveira, C. "Dependência do álcool: aspectos clínicos e diagnósticos"[7]. In: Álcool e suas conseqüências: uma abordagem multiconceitual. Barueri, Manole/ Minha Editora, 2009. pp.49-50.

Abstinência e permissividade, ou algo semelhante a isso, são escolhas que toda sociedade deve fazer, com base no nível de conhecimento científico e na formação moral da própria sociedade. Este importante e bem-editado livro ajuda a enfrentar algumas dessas questões polêmicas, apresentando provas científicas relevantes sem qualquer parcialidade.

Esta obra oferece um panorama geral espantoso dos desafios que o álcool representa para indivíduos e sociedades, expondo evidências empíricas e deixando as conclusões para o leitor.

O capítulo introdutório é de autoria de J. C. Anthony, epidemiologista da Michigan State University, EUA, de renome internacional e que aborda as atualidades sobre os conceitos na área da epidemiologia do uso de álcool e seus padrões mundiais de consumo. O autor aproveita para fazer importantes considerações a respeito da carga global de doenças e os custos sociais associados ao consumo de álcool, assim como a influência do perfil demográfico de populações sobre esse consumo, com base em publicações do recente Consórcio Mundial de Pesquisas sobre Saúde Mental (WMHS – World Mental Health Surveys Consortium), projetando suas conseqüências de forma inédita, daqui a 20 anos.

Dentro da redefinição de conceitos da epidemiologia do uso de álcool, o autor faz de forma exemplar considerações sobre a definição atual de transtornos relacionados ao uso de álcool, transtornos relacionados ao uso de outras drogas e a proporção de anos vividos com incapacitação atribuída ao consumo de álcool (DALY), a fim de estimar o impacto real do uso de álcool para o indivíduo e para a sociedade, o que parece hoje em dia estar desatualizado.

O relato abrangente de S. Ahlström sobre as descobertas feitas pelo Estudo sobre o Levantamento de Dados do Consumo Nocivo de Álcool e Drogas em Escolas Européias (ESPAD) enfatiza o impacto de culturas específicas e suas normas sociais sobre o comportamento de beber do adolescente. O estudo identifica também as influências de gênero específicas para a idade, sendo todas as descobertas úteis e relevantes a todos os envolvidos com o desenvolvimento das estratégias de prevenção e educação apropriadas para os jovens, seus familiares e seus pares. As necessidades culturais diversas salientam o fato de que nenhuma estratégia em massa pode ser aplicada nos campos da educação e prevenção.

O capítulo escrito por W. Heckmann e C. M. Silveira para este livro apresenta um panorama amplo do diagnóstico histórico e da prática atual do consumo do álcool e também fornece uma importante discussão sobre a farmacologia do álcool e seus conseqüentes processos patológicos, além de seu impacto sobre o corpo humano. Essa revisão concede aos autores embasamento necessário para a discussão de estratégias e modelos terapêuticos. A análise das evidências disponíveis deixa o leitor bem preparado para considerar o impacto do estado atual do conhecimento sobre a prática clínica e as políticas públicas, levantando uma série de questões importantes para a continuidade do estudo.

A. G. Andrade e L. G. Oliveira enfrentam corajosamente a questão das conseqüências em longo prazo do consumo moderado de álcool; talvez um dos assuntos mais controversos que este livro tenta abordar. Eles apontam as dificuldades causadas pela falta de uma definição comum para o termo "moderado" e ressaltam que as definições variam não apenas entre os países, mas também dentro dos limites de cada país. Os autores ainda advertem que as constatações apontam para diferenças individuais originadas pela experiência, tolerância, vulnerabilidade genética do metabolismo, estilo de vida e período em que o consumo acontece. Essas situações sem solução, freqüentemente, podem induzir a queixas exageradas e a percepções errôneas a respeito dos benefícios permanentes do "consumo moderado de álcool" à saúde, expondo as pessoas a conseqüências negativas significativas tanto em curto como em longo prazos. O capítulo ainda avalia o impacto sobre as doenças associadas com o consumo do álcool, tanto como causa e fator agravante quanto como fator benéfico. Os autores alertam contra a generalização do nível atual do conhecimento, mas concluem que, embora o uso pesado de álcool tenha um impacto negativo sobre a saúde pública, as evidências indicam que pode haver benefícios associados ao consumo moderado de bebidas alcoólicas. O artigo termina identificando a necessidade de pesquisas futuras. Os autores insistem que as autoridades de saúde pública e os meios de comunicação (i. e., mídia) interpretem e informem, de forma clara e objetiva, as descobertas a respeito dos efeitos benéficos do consumo moderado de álcool, estimulando, assim, as práticas saudáveis de consumo alertando que, em determinadas condições, mesmo o uso moderado pode ser problemático.

Fica claro que, até que se consiga chegar a uma definição comum para o conceito de consumo moderado de álcool, a controvérsia continua, e a divulgação de informações pelo setor público sobre os possíveis benefícios desse consumo moderado à saúde deverá ser intensamente discutida.

Nenhuma dessas controvérsias envolve os problemas decorrentes do consumo pesado de álcool, explorado no capítulo escrito por L. H. Andrade et al. Na América Latina e na região do Caribe, 10% dos óbitos e das incapacitações são atribuídos ao uso de álcool. No Brasil, relata-se que o álcool é o principal fator de risco para a carga geral de doenças, respondendo por 11,4% dos anos de vida perdidos por incapacitação. Esses autores citam um estudo conduzido em 1992 nos EUA, no qual os custos diretos e indiretos do álcool e do uso de outras drogas atingiram o incrível valor de 200 bilhões de dólares por ano, com custos diretos mensais atribuídos ao tratamento. Embora grande parte do capítulo se concentre nas condições brasileiras, os autores também analisam pesquisas gerais, bem como as associações do álcool com problemas clínicos e comorbidades psiquiátricas. Os relatos de estudos demonstram que 50% dos pacientes com transtorno mental grave desenvolverão problemas relacionados ao uso do álcool e que muitos transtornos psiquiátricos estão relacionados ao abuso ou à dependência do álcool.

O capítulo escrito por A. Malbergier e L. Cardoso sobre o consumo de álcool e sua relação com o HIV/AIDS é igualmente significativo. Eles relatam que consumidores de bebidas alcoólicas apresentam uma chance duas vezes maior de contrair o HIV em comparação àquelas pessoas que não bebem, devido ao amplo uso de álcool como desinibidor durante o ato sexual, diminuindo a capacidade de discernir os riscos associados à infecção por esse vírus. Tais autores constataram que a África Subsaariana, a Rússia, a Índia e o Brasil são países onde a aquisição do HIV está diretamente ligada ao consumo de bebidas alcoólicas. Nesses países, o consumo moderado, ainda que raro, leva à prática de sexo sem preservativo. Os autores apontam que o álcool é freqüentemente associado ao início precoce das atividades sexuais não seguras por adolescentes de diferentes culturas. Um estudo da Organização Mundial da Saúde (OMS) constatou que 53% dos indivíduos soropositivos avaliados, no mês anterior à pesquisa, ainda bebiam e praticaram sexo sem proteção e também não estavam comprometidos com seus programas terapêuticos clínicos. Os autores concluem que a intervenção breve, as entrevistas motivacionais, a interferência no comportamento e as terapias comportamentais cognitivas são eficazes para reduzir o consumo de álcool e promover a participação nos programas terapêuticos contra o HIV.

No capítulo "Consumo Nocivo do Álcool Durante a Gravidez", H. Grinfeld aponta um quadro de advertência; cita provas de que o consumo de bebidas alcoólicas durante a gestação constitui a causa mais comum de defeitos congênitos de crianças com retardo mental, além de má-formação do feto no hemisfério ocidental. O consumo excessivo de álcool durante a gravidez aumenta significativamente o risco da síndrome alcoólica fetal (SAF), com uma chance de 75% de recorrência nas mulheres que previamente expuseram um feto ao álcool. O artigo também fornece uma discussão detalhada do mecanismo da SAF e grande parte das pesquisas que abordam como tema essa síndrome.

O presente livro é uma ferramenta valiosa, cada capítulo é bastante ponderado, objetivo e bem referenciado. Esta obra deve se tornar uma ferramenta muito útil para educadores, pesquisadores em dependências de álcool e autoridades políticas, pois fornece uma discussão clara e concisa de cada assunto, com bibliografias proveitosas de fontes primárias.

Fiquei com a sensação de que não podemos exagerar nos riscos associados ao consumo do álcool nem subestimar o significado histórico e cultural dele em nossas vidas.

Os desafios no que diz respeito à educação e à prevenção são enormes. O histórico de tentativas de controlar o consumo de álcool por meio da legislação e imposição da lei é cheio de exemplos fracassados. O custo em termos humanos e financeiros é espantoso.

A verdade é que somente políticas baseadas em evidências podem nos propiciar esperança para lidar com os desafios que enfrentamos. Livros como este, certamente, nos ajudarão nesse caminho.

Peter Vamos

Presidente do *International Council on Alcohol and Addictions* (ICAA), Canadá

Consumo nocivo de álcool: dados epidemiológicos mundiais

James C. Anthony

INTRODUÇÃO

A cada ano, cerca de 2 bilhões de pessoas consomem bebidas alcoólicas, o que corresponde a aproximadamente 40% (ou 2 em cada 5) da população mundial acima de 15 anos. Em grande parte, as experiências com os compostos psicoativos provenientes das bebidas alcoólicas provém do consumo de produtos comerciais, como verificado nos registros oficiais de cada país (p. ex., arrecadação de impostos). Ainda assim, há um consumo considerável de produtos alcoólicos não-comerciais, como "vinho de palmeira", "bebidas caseiras" e "chicha", que também são levados em conta nas estimativas globais do consumo de álcool. Focando-se nas conseqüências nocivas, a cada ano, estima-se que morrem 2 a 2,5 milhões de pessoas devido ao uso de álcool (p. ex., intoxicações agudas, cirrose hepática induzida pelo álcool, violência e colisões de automóveis). A proporção entre os dois (2 bilhões de consumidores; 2 a 2,5 milhões de mortes atribuídas ao álcool) indica que a cada ano as conseqüências nocivas do álcool são responsáveis por, aproximadamente, 1,2 morte atribuível ao álcool para cada 1.000 consumidores – aproximadamente

6% de todas as mortes entre homens (consumidores e não-consumidores somados) e 1% entre as mulheres. Mundialmente, o custo anual estimado do consumo nocivo em cada ano se encontra entre 0,6% até 2% do PIB global (aproximadamente, US$ 210.000.000 até US$ 665.000.000). Esses custos estão distribuídos, de forma não-aleatória, pelos países do mundo, freqüentemente acompanhando o consumo *per capita* de álcool, como mostrado na Figura 1 (criada para esse capítulo utilizando o software de mapeamento STATA e estimativas que podem ser obtidas do *Statistical Information Systems Online Databases*, uma ferramenta muito útil, disponibilizada pela Organização Mundial de Saúde – OMS –, que serviu de fonte para muitas estatísticas apresentadas neste capítulo[1]).

Como a Figura 1 mostra, com base em estatísticas da OMS para o ano de 2003, os países mais escuros incluem Hungria, Irlanda, Luxemburgo e a República da Moldávia, todos com consumo de álcool *per capita* registrado acima de 13 litros de etanol puro para habitantes acima de 15 anos. No outro extremo estão países como Afeganistão, Líbia, Mauritânia e Paquistão, onde os valores baixíssimos para o consumo *per capita* (abaixo de 0,5 litro) provavelmente não levam em conta o "mercado negro" e o "mercado cinza" para o consumo de álcool. Ainda assim,

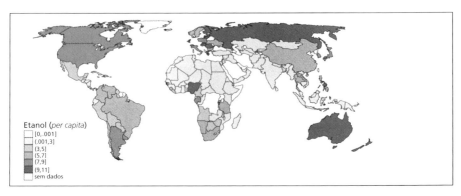

Figura 1   Estimativas para consumo de etanol puro *per capita* para a população de cada país, com idade de 15 anos ou superior. (Ver figura em cores no Caderno Colorido).
Fonte: adaptado de WHOSIS[1], utilizando o software STATA: http://www.who.int/whosis/.

em países qualificados como "repúblicas islâmicas", grande parte das populações respeitam a tradicional abstinência ao álcool dos costumes islâmicos. Valores medianos são encontrados em países como EUA e Brasil, com valores *per capita* de 8 a 9 litros e 5 a 6 litros, respectivamente. Essas estatísticas da OMS permitem uma introdução a dados mundiais do consumo nocivo de álcool de forma que, dentro de certos limites, as taxas e níveis dos danos relacionados ao álcool tendem a acompanhar os padrões de consumo *per capita*.

Padrões globais de consumo de álcool desse tipo e as conseqüências nocivas do beber se apóiam em uma história extremamente longa da familiaridade humana com essa forma particular de uso de droga psicoativa.

Os primeiros indícios do consumo humano de bebidas alcoólicas que continham etanol podem ser encontrados em vasos Paleolíticos e há evidências sobre o aproveitamento humano dessas bebidas há cerca de quatro milênios. Em todas as aparições, o escopo do consumo do álcool na história antiga é essencialmente global, refletindo a facilidade relativa da produção de álcool (p. ex., pela fermentação de frutas e vegetais cultivados localmente, mesmo antes da descoberta dos processos de destilação).

A percepção das conseqüências nocivas apareceu mais de 3.000 anos atrás, documentados em antigas leis da Mesopotâmia similares às atuais leis de *Dram Shop* (nome dado às lojas que vendem bebidas alcoólicas), que restringem a venda de álcool quando os consumidores já se encontram fortemente alcoolizados. Na China antiga, há documentação de costumes e códigos visando diminuir as conseqüências nocivas do beber[2]. Na era moderna, movimentos pela temperança ou proibição, baseados no receio das conseqüências nocivas do consumo de álcool, ou uma preocupação de que a intoxicação possa comprometer a relação do indivíduo com sua divindade (como no Antigo Testamento da Bíblia ou no Alcorão do Islamismo) estão mais disseminados. É notável que, no mundo Islâmico, as tradições de abstinência (ou moderação) datam de mais de 1.000 anos atrás, e não deve ser surpresa que os padrões de consumo de álcool atuais sejam resultado dessas antigas tradições.

É claro que, em alguns países, os movimentos pela moderação demoraram a se desenvolver. Por exemplo, em um relato do movimento antiálcool na Europa, E.B. Gordon afirma que "em 1893 havia apenas um abstêmio conhecido no Império Alemão, ao Sul de Eider, o Sr. Georg Asmussen [de Hamburgo]...". Gordon acrescenta que, em 1897, o famoso cientista de saúde pública, o Professor Max von Petenkofer e seu colega von Bunge buscaram criar um consenso de moderação na Alemanha, e pediram a seus colegas médicos que se juntassem a eles na promoção da abstinência do álcool. Apenas nove médicos na Alemanha concordaram em assinar a declaração de abstinência quando foi circulada por Petenkofer e von Bunge[3].

Durante a década passada, uma crescente preocupação com as conseqüências nocivas do consumo do álcool estimularam o renascimento de idéias sobre a regulação internacional de bebidas alcoólicas, incluindo a possibilidade de adicionar o álcool ao "calendário de controle de drogas" dos tratados sobre drogas psicotrópicas utilizados atualmente em esforços coletivos para reprimir mercados ilegais para outras substâncias psicoativas como a cocaína e a heroína[4]. Estimulados pelo trabalho recente da Comissão de Determinantes Sociais de Saúde, patrocinada pela OMS, Room, Schmidt, Rehm e Makela[5] divulgaram a necessidade de uma convenção internacional de debates para o álcool (similar ao que existe para o tabaco), argumentando que:

> A crescente afluência nas regiões de rápido desenvolvimento no mundo – Ásia Oriental, a região do Pacífico e Sul Asiático – tem levado a um aumento no consumo de álcool, juntamente com um maior custo devido aos danos causados pelo álcool. Esses aumentos precedem futuras tendências de consumo e danos para outros países em desenvolvimento – como os da África e Américas Central e do Sul. (...)

Argumentos como esses tornam oportuno um olhar mais detalhado para os dados epidemiológicos mundiais de uma seleção de conseqüências nocivas do álcool, com vistas para evidências epidemiológicas em tópicos como a carga global das doenças atribuídas ao consumo de bebidas alcoólicas, bem como evidências recentemente publicadas sobre complicações associadas, como as Síndromes de

Dependência do Álcool. A revisão de evidências e estimativas neste capítulo baseia-se fortemente na síntese e adaptação de material já publicado dos arquivos da OMS (incluindo o site da WHO Statistical Information System – WHOSIS)[1], bem como duas outras fontes primárias: (1) publicações do recente Consórcio Mundial de Pesquisas sobre Saúde Mental (*World Mental Health Surveys Consortium* – WMHS), na qual o autor participa como investigador principal e colaborador, e (2) estimativas, previsões e bases de dados da Carga Global de Doenças (*Global Burden of Disease* – GBD), criados por Mathers e Loncar[6] da Public Library of Sciences (PLoS), de acesso livre. Na maior parte, a preparação do capítulo envolveu a adaptação de estimativas e evidências de tabelas e figuras publicadas pelo WMHS, bem como cálculos baseados no WHOSIS e outras bases de dados como apêndices que Mathers e Loncar criaram e publicaram na época de seus artigos do PLoS. Cálculos baseados nos dados de Mathers e Loncar (referidos, de agora em diante, como "M-L") envolveram o cálculo de razões das estimativas nas bases de dados do PLoS para o ano de 2002 e projeções nos bancos de dados do PLoS para o ano de 2030, bem como a preparação de estimativas de resumos metanalíticos e disposições gráficas. Detalhes metodológicos sobre o WMHS e as abordagens M-L podem ser encontradas em publicações prévias[6-7].

A visão geral, apresentada neste capítulo, de evidências epidemiológicas selecionadas, tem como objetivo complementar o que é apresentado nos outros capítulos deste livro, que analisam as complicações médicas e potenciais benefícios do consumo moderado de álcool em longo prazo (p. ex., benefícios à saúde cardiovascular, como descrito no capítulo 2), dependência de álcool (capítulo 3), problemas relacionados ao consumo por estudantes (capítulo 4), beber em padrão *binge* ou beber pesado episódico (capítulo 5), o álcool em relação à infecção pelo vírus da imunodeficiência humana e a síndrome da imunodeficiência adquirida (HIV/AIDS, capítulo 6), violência relacionada ao álcool (capítulo 7), colisões de automóveis e outras fatalidades no trânsito associadas ao álcool (capítulo 8), e o espectro dos transtornos fetais e outras complicações relacionadas ao consumo de álcool durante a gravidez (capítulo 9). Neste capítulo, o foco principal são as projeções e estimativas publicadas de Anos de Vida Saudáveis Perdidos por Incapacitação (*Disability-Adjusted Life Years* – DALYs) atribuíveis aos Transtornos Relacionados ao Uso de Álcool (AUD, do inglês *Alcohol Use Disorders*), e os aspectos selecionados da epidemiologia dos problemas relacionados ao álcool, como têm sido apontados por evidências de pesquisas de campo do Consórcio Mundial de Pesquisas sobre Saúde Mental da OMS e diversas outras fontes.

É necessário declarar, previamente, uma isenção de recomendações políticas e legais neste capítulo, como parte de um esforço deliberado de separar as tarefas do epidemiologista de apresentar e revisar evidências, da tarefa de aconselhamento público. O autor deste capítulo ainda não chegou a uma conclusão sobre se a regulação internacional do álcool é necessária, como defendida por Room et al., citados anteriormente. Contudo, nesse contexto, uma abordagem cautelosa é recomendada, devido a uma percepção de fatores externos incluídos quando as políticas sobre drogas de uma nação são desenvolvidas, dependendo dos tratados internacionais desse tipo. Esses são fatores externos, recentemente confrontados quando estados individuais e outras jurisdições dos EUA tentaram adaptar políticas de controle da *cannabis* a seus valores, necessidades e costumes, encontrando restrições impostas pelas obrigações dos EUA com o calendário estabelecido pelos tratados internacionais relacionados à *cannabis* (dos quais o governo federal daquele tem sido visto como o mais forte e incisivo defensor).

Além disso, o autor deste capítulo escolheu não fazer um julgamento sobre a conclusão das causas de incidência feitas por Room et al. em sua afirmação de que o aumento na riqueza de uma região causou um aumento no consumo de álcool e, na experiência coletiva daquela região, no aumento de danos causados pelo álcool. Talvez essa inferência causal se adiante às evidências definitivas, e seja uma inferência que possa ser confrontada pelos fatos, incluindo a possibilidade de que qualquer correlação entre riqueza e consumo de álcool, em um nível nacional, seja um artefato da pesquisa. Esse tipo de correlação ecológica poderia ser gerada se uma população, com poder crescente de compra, se focasse visivelmente no consumo de bebidas alcoólicas comercialmente taxáveis, em substituição de bebidas localmente produzidas, como a "chicha", na América Central, ou o "vinho de palmeira" na Índia e África – produtos alcoólicos que são trocados, vendidos sem tributação, em mercados cinzas e negros, ou distribuídos como presentes sem remuneração documentada. Isto é, há mais evidências para apoiar a idéia de que a riqueza de uma nação determina seu consumo de produtos alcoólicos comerciais do que para apoiar o aumento no consumo de todas as formas de álcool causado por uma maior riqueza.

Entretanto, a hipótese de que a riqueza de uma região ou Estado-Nação é o motor do consumo de álcool e das taxas de incidência de transtornos relacionados a este devem continuar na agenda para futuras pesquisas. O escopo deste capítulo é um pouco mais estreito e está preocupado com variações regionais, nacionais e temporais na ocorrência de conseqüências atribuíveis ao álcool (associadas aos transtornos relacionados ao uso de álcool), sem a tentativa de explicar a que se deve essa variação. Para leitores familiarizados com as cinco rubricas principais da epidemiologia, este capítulo se foca na primeira rubrica (Quantidade) e na segunda rubrica (Localidade), e não se foca nas complexidades encontradas quando as outras três rubricas da epidemiologia (Causas, Mecanismos, Prevenção e Controle) são consideradas[8]. As variações observadas, como podem ser vistas no relato das projeções epidemiológicas da futura GBD, associadas com os transtornos do uso de álcool, podem ser relacionadas, em grande parte, às mudanças previstas na estrutura demográfica de regiões e nações (descritas a seguir) – principalmente o envelhecimento demográfico das populações, de forma que um maior número de habitantes sobrevive após a adolescência e adentram a primeira etapa da vida adulta, onde geralmente serão encontradas as maiores estimativas de prevalência dos transtornos do uso de álcool (em comparação às estimativas de prevalência específicas da vida pré-adulta e em idosos). Como será discutido adiante, alguns países e regiões podem esperar níveis reduzidos de alguns danos relacionados ao álcool, entre o presente e 2030, baseados no tipo oposto de mudança demográfica – especificamente, reduções notáveis no número de adultos economicamente ativos.

Algumas das evidências da WMHS sobre a idade de início de consumo podem ser usadas para ilustrar como isso ocorre e como o aumento na sobrevivência além da infância pode ter um impacto na ocorrência de danos relacionados ao álcool – ao ponto que os padrões de danos relacionados ao uso de álcool, na verdade, tendem a seguir a prevalência de consumo e o consumo *per capita*. Por exemplo, a

Figura 2 apresenta um resumo da distribuição da idade de início do consumo para cada país, baseado em uma pesquisa de amostras representativas da comunidade em dezessete localidades que participaram na fase de 2000 a 2005 da iniciativa do WMHS; em cada país, participantes selecionaram uma linguagem apropriada para o levantamento e questionaram sobre o mesmo item padronizado acerca da idade do primeiro consumo de bebida alcoólica. As estimativas resultantes foram derivadas depois do ajuste de peso e pós-estratificação desenhados para serem apropriados aos desenhos de amostra de cada um dos levantamentos. As análises para essa figura envolveram uma restrição aos bebedores na vida, em cada amostra, e uma avaliação da idade em que cada consumidor iniciou o consumo. A Figura 2 utiliza cada curva plotada no site do WMHS[9] e simplifica os padrões de dados para enfatizar a curva mais à esquerda (locais com menor idade da primeira experiência com álcool entre os bebedores) e a curva mais à direita (locais com maiores idades de início de consumo entre os bebedores).

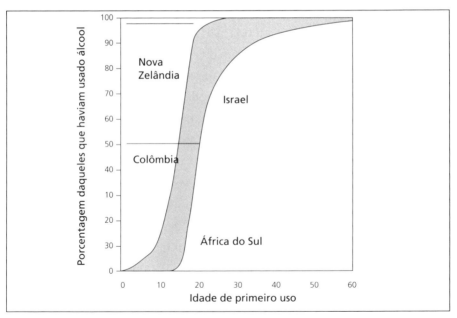

Figura 2   Resumo da distribuição de idade de início de consumo dentre os bebedores.

Fonte: Degenhardt et al.[9]

Como ilustrado, em alguns países (como Colômbia e Nova Zelândia), uma grande fração dos bebedores pesquisados havia iniciado o consumo antes dos 15 anos; contudo, em outros países, especialmente na África e Oriente Médio (p. ex., África do Sul e Israel), foram observados relativamente poucos consumidores antes dos 16 anos, e para a maioria dos bebedores, a idade de início de consumo foi na adolescência tardia ou no início da idade adulta. No topo da figura, pode-se notar que, em países como a Nova Zelândia, é incomum para um bebedor ter iniciado seu consumo depois dos 25 anos; em contraste, em alguns países (como Israel), até 20% dos consumidores começaram após essa idade.

As Figuras 3 e 4 permitem uma visão mais refinada dos dados de início de consumo, com um foco no subgrupo dos 20 aos 22 anos amostrados para as pesquisas do WMHS no início do século XXI. Baseado numa estimativa geral resumida, derivada através de uma metanálise realizada para este capítulo, um pouco menos de 40% dos jovens adultos tinham iniciado seu consumo antes dos 15 anos (Intervalo de Confiança 95%, IC=37%, 39%; Figura 3), mas houve uma variação considerável. Como mostrado na Figura 3, complementando o resumo da Figura 2, uma proporção bastante pequena dos jovens adultos havia começado a beber até os 15 anos em Israel e África do Sul. Em comparação, na Alemanha, Nova Zelândia, França, Bélgica e Colômbia, mais de 50% haviam iniciado o consumo nessa idade. Como mostrado na Figura 4, proporções especialmente grandes de jovens adultos haviam iniciado o consumo entre 15 e 21 anos na Ucrânia e no Japão, e para a maioria dos países, estima-se que 60% haviam iniciado o consumo até os 21 anos. Exceções foram observadas na África do Sul, Líbano e Nigéria[9].

Visto que as conseqüências nocivas do consumo de álcool são observadas após o início de seu consumo, a curva mais à esquerda na Figura 2 serve como um limite para a ocorrência das conseqüências nocivas do consumo de álcool em cada idade para o consumidor e aqueles que o cercam (p. ex., o feto na gestação, outros condutores na via com um condutor embriagado). Na maioria, crianças que não sobrevivem até a adolescência não adentram o intervalo de risco para o início de consumo e, portanto, não poderiam contribuir para as conseqüências nocivas causadas por seu próprio consumo – apesar de que eles mesmos podem apresentar a condição do Espectro dos Distúrbios Alcoólicos Fetais se suas mães consumiram álcool durante a gestação. Na extrema direita da Figura 2, é possível ver que a maioria dos inícios de consumo ocorrem bem antes dos 64 anos, ou seja, antes do final da idade economicamente ativa típica. Dado que o início do consumo (e o início das conseqüências nocivas associadas) se dá no intervalo compreendido entre 15 e 64 anos, o tamanho da população de um país nessa faixa etária (o denominador da "razão de dependência") ajuda a determinar a freqüência e a ocorrência de conseqüências nocivas do beber naquele país.

Como será esclarecido adiante neste capítulo, para países com previsão de redução da mortalidade infantil entre 2002 e 2030 (p. ex., devido à erradicação das doenças diarréicas da infância), as projeções demográficas disponíveis atualmente indicam um número aumentado de pessoas que chegam ao intervalo de 15 a 64

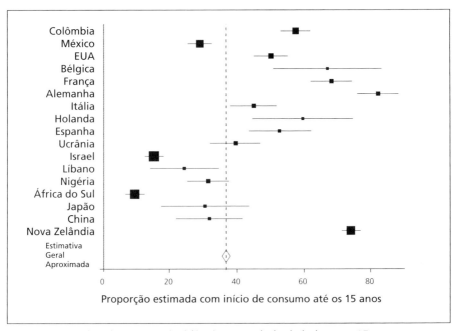

Figura 3   Estimativas para a incidência acumulada de beber aos 15 anos, para pessoas de 20-22 anos.

Fonte: Degenhardt et al.[9]

anos, que é o intervalo de maior risco para o início do consumo de álcool e dos problemas a ele relacionados. Em concordância, nesses países, aumentos notáveis no número de adultos em idade economicamente ativa serão acompanhados de aumentos notáveis no número de casos de fatalidades relacionadas ao álcool, se tudo mais se mantiver constante. Da mesma forma, reduções notáveis do número de adultos em idade economicamente ativa serão acompanhadas de reduções notáveis do número dessas fatalidades, se tudo mais se mantiver constante. Padrões específicos de idade, do tipo mostrado nas Figuras 2 a 4, indicam que os padrões epidemiológicos mundiais de conseqüências nocivas do consumo de álcool dependerão de padrões demográficos e mudanças da categoria descritas anteriormente, e não apenas de padrões de variação no consumo *per capita* de álcool como mostrado na Figura 1. De fato, essas análises epidemiológicas típicas de consumo de

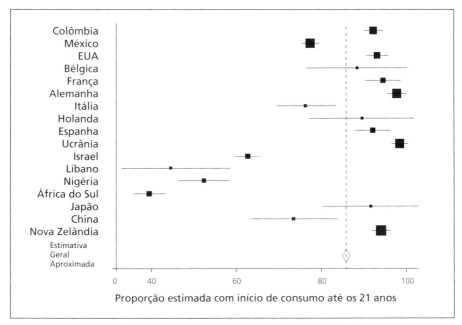

Figura 4   Estimativas para a incidência acumulada de beber aos 21 anos, para pessoas de 20-22 anos.
Fonte: Degenhardt et al.[9]

álcool *per capita* envolvem controle estatístico para o tamanho da população do país acima dos 15 anos (como é o caso para a Figura 1), de forma que uma importante variável demográfica está sendo mantida constante.

Descrições globais e nacionais do estado atual e tendências projetadas para o consumo de álcool e danos relacionados muitas vezes ignoram um fenômeno similar a uma contaminação sobre o qual há importantes descobertas. Especificamente, há um número crescente de evidências definitivas que apontam que a probabilidade de um indivíduo fazer um consumo pesado episódico persistente depende, até certo ponto, da persistência do beber pesado episódico entre seus pares. Algumas das evidências mais definitivas nesse tópico vieram de um experimento aleatório no qual colegas de quarto do mesmo sexo em uma universidade foram colocados para morarem juntos aleatoriamente, em um processo de distribuição de quartos que levou a pares aleatórios de colegas de quarto com beber pesado episódico, bem como pares de um estudante que bebia pesado com um abstêmio ou bebedor leve, e pares aleatórios de dois abstêmios ou bebedores leves. Nesse experimento, não houve evidência de que o estudante que fazia uso pesado levou um abstêmio ou bebedor leve a se tornar um bebedor pesado. Contudo, em comparação, a combinação de dois estudantes masculinos bebedores pesados acoplados aleatoriamente foi acompanhado da ocorrência exacerbada de resultados adversos naquele tipo de par – incluindo outros resultados além da persistência do estado original do beber pesado que precedia a randomização, mas especialmente na forma de notas iniciais na universidade e eventual falta de sucesso em anos posteriores[10]. Se o mecanismo detrás dos padrões observados das relações deve ser, na verdade, descrito como uma "contaminação", ainda é uma questão aberta[11]. Entretanto, parece haver algum tipo de efeito multiplicador, não-linear, similar a uma "contaminação" quando há afiliação diferencial dos bebedores pesados em contextos sociais como o ambiente nos dormitórios universitários, e o impacto desse tipo de efeito multiplicador não-linear na dinâmica populacional do beber pesado, e seus danos associados, ainda não foi considerado nas projeções das tendências globais descritas neste capítulo. Esse efeito multiplicador ou contaminador continua na agenda para futuros trabalhos de previsão e projeção de tendências.

Finalmente, antes de finalizar esta introdução, deve-se mencionar que este capítulo não cobre todas as formas de conseqüências nocivas atribuídas ao consumo de álcool. Por exemplo, as associações bem conhecidas do consumo de álcool com o Espectro dos Transtornos Alcoólicos Fetais e outros resultados gestacionais não são mencionados. Condições neurológicas como as síndromes de Wernicke e Korsakoff não foram estudadas, bem como outras patologias e transtornos comportamentais que ganharam a atenção de epidemiologistas psiquiátricos contemporâneos, como o jogo patológico[12]. Felizmente, há outras fontes de evidências sobre essas conseqüências nocivas relacionadas ao álcool, incluindo revisões recentes que são mais abrangentes do que o presente capítulo.[13-14]

UMA ORIENTAÇÃO PARA OS TRANSTORNOS RELACIONADOS AO USO DE ÁLCOOL

A seção introdutória deste texto já cobriu uma lista das conseqüências nocivas do consumo de álcool, capítulo por capítulo, sobre um cenário histórico do seu uso e potenciais benefícios médicos de níveis moderados de consumo em longo prazo. Para alguns leitores, pode ser útil oferecer uma lembrança de que algumas conseqüências nocivas podem estar relacionadas a uma única ocasião de intoxicação (p. ex., uma intoxicação aguda e possivelmente fatal, como parte de um trote de iniciação à universidade), e algumas vezes estará associado a um comportamento socialmente mal-adaptado como dirigir sob a influência de álcool (p. ex., causando uma fatalidade no trânsito ou ferimento não-letal). Outras conseqüências nocivas necessitam de acontecimentos em longo prazo (p. ex., cirrose hepática induzida por álcool ou uma síndrome de dependência alcoólica).

Em geral, os dados epidemiológicos mundiais sobre as conseqüências nocivas do consumo de álcool têm se ocupado com o que ocorre depois de comportamentos de consumo em longo prazo, com algumas exceções (p. ex., colisões no trânsito causadas pela embriaguez ao volante). Especificamente, tem havido um foco nos "Transtornos Relacionados ao Uso de Álcool" (AUD) como foi originalmente determinado pela American Psychiatric Association (APA) em relação às duas categorias diagnósticas que se sobrepõem, a de "abuso de álcool" e "dependência de álcool", posteriormente convertidas em duas categorias não-sobreponentes de "dependência de álcool" e "uso de álcool não-dependente", e com um desenvolvimento análogo para a Classificação Internacional de Doenças (CID) da OMS na forma de "dependência alcoólica" e "uso nocivo de álcool". (Os especialistas da OMS deliberadamente evitaram as conotações pejorativas, moralistas e cheias de estigma do termo abuso que seus colegas americanos da APA preferiram manter.) Como discutido em outras publicações, o conceito americano de "abuso de álcool", na verdade, inclui padrões do uso mal-adaptado de álcool com manifestações como incapacidade de atingir suas obrigações sociais e expectativas de familiares, amigos, professores, empregadores (ou outros "julgadores naturais" em seus campos sociais), ou infrações recorrentes de embriaguez ao volante e outros padrões de consumo associados a riscos[15]. Contudo, ocasionalmente, a construção do uso nocivo de álcool tornou-se operacional em termos quantitativos, como em uma definição específica para cada gênero, em construção por Rehm et al., que estavam conscientes de que a curva dose-resposta do etanol possa mostrar um desvio para a esquerda para mulheres, comparado aos homens. Especificamente, o uso nocivo de álcool pode ser mensurado como um consumo regular médio de 40 g diárias de etanol para mulheres e 60 g diárias de etanol para homens bebedores[16]. Em comparação, há uma forma potencialmente mais tóxica do "consumo nocivo de álcool" que agora é denominada "beber pesado episódico" (BPE) (substituindo o termo freqüentemente mal compreendido *binge drinking*). Essa denominação é definida, operacionalmente, como uma única ocasião de consumo que inclui o uso de pelo menos 60 g de etanol. Implicitamente, um único episódio de beber pesado episódico pode causar danos (p. ex., hospitalização por intoxicação alcoólica), mas não qualificaria o bebedor para o diagnóstico de "uso nocivo de álcool" como definido por Rehm et al., que indicam o "consumo regular" como um critério necessário.

Especialmente na abordagem americana, os AUDs podem ser incluídos dentro de uma denominação mais geral de Transtornos Relacionados ao Uso de Drogas (DUD, do inglês *Drug Use Disorders*), por vezes denominados por Transtornos Relacionados ao Uso de Substâncias (SUD, do inglês *Substance Use Disorders*) quando uma platéia não-acadêmica pode não notar que o álcool, na verdade, é uma droga psicoativa. Sob essa denominação, complementando a definição de "dependência alcoólica", há denominações para "dependências de drogas desta ou daquela classe", como "dependência do tipo cocaína" (ou "dependência de cocaína"), ou mesmo mais comum que a dependência de cocaína, mas menos comum que a dependência de álcool, a "síndrome de dependência de drogas do tipo *cannabis*" (ou "dependência de *cannabis*"), e assim por diante, referentes a outros compostos internacionalmente controlados, bem como substâncias voláteis não-controladas ou drogas "inalantes". Complementando a construção diagnóstica de "abuso de álcool" ou "uso nocivo de álcool", tem-se dentro do cenário das DUD ou SUD as categorias correspondentes de "abuso de *cannabis*" ou uso "nocivo de *cannabis*" ou "abuso de cocaína" ou "uso nocivo de cocaína" e assim por diante, todas com a faceta da maladaptação social ou uso com riscos, como descrito anteriormente para o álcool[17].

Na ilustração deste capítulo sobre o impacto de beber em longo prazo, na forma de conseqüências nocivas, há um forte consenso sobre a idéia de que os AUD podem ser uma fonte de DALYs, uma medida de "lacunas de saúde" desenvolvida por Murray e Lopez[18] quando buscavam integrar dados epidemiológicos sobre os anos de vida potencialmente perdidos devido à mortalidade prematura com dados dos anos de vida dificultados pela incapacidade. No entanto, dentro do cenário da análise de DALYs atribuíveis aos Transtornos Relacionados ao Uso de Álcool (AUD DALYs), não há consideração sobre o grau no qual a dependência de álcool pode ser o fator determinante que responda diretamente pelo consumo constante e em longo prazo, com caminhos indiretos levando à cirrose hepática e DALYs pela cirrose hepática. De fato, os DALYs de cirrose hepática atualmente são contados separadamente dos AUD DALYs. De maneira similar, a dependência de álcool determina diretamente o número de dias de intoxicação por álcool, que indiretamente causam uma fração das colisões de veículos e da mortalidade prematura resultante, bem como dias residuais de incapacitações para os sobreviventes. Mas aqui também, o cenário dos DALYs soma os DALYs atribuíveis às colisões de veículos automotores separadamente daqueles dos AUD DALYs.

Compreensivelmente, a abordagem original dos DALYs tem produzido uma subestimação dos DALYs verdadeiramente atribuíveis aos AUD, como foi reconhecido há algum tempo para o tabaco e a dependência dele. Isto é, os DALYs indiretamente atribuíveis ao uso e à dependência de tabaco foram divididos em categorias de DALYs para neoplasmas malignos, doenças respiratórias e cardio-vasculares. O reconhecimento desse artefato estimulou o desenvolvimento de um conceito mais abrangente de mortalidade prematura e DALYs atribuíveis ao ta-baco, seguido de esforços para somar todas as mortes e DALYs potencialmente causadas pelo tabaco que podem originalmente ter sido classificados em outras categorias. Para ilustrar, Mathers e Loncar[6] projetaram que em 2015 haverá 6,4 milhões de mortes causadas pelo tabaco, principalmente na forma de câncer, como a forma mais proximal, mas também com contribuições de outras categorias ante-riormente separadas como mortes por doenças respiratórias e cardiovasculares.

Numa aplicação desse mesmo tipo de cenário para a análise comparada de ris-cos, a carga total global de saúde devido ao álcool iria considerar as mortes prema-turas causadas este em cirrose hepática, doença isquêmica do coração, acidentes vasculares cerebrais (isquêmicos ou hemorrágicos), bem como os anos vividos com incapacitação induzidos pelas conseqüências de um derrame não-fatal atribuído ao álcool. A carga total de saúde global devido ao álcool incluiria também o con-dutor que, sob efeito de álcool, causa uma morte em uma colisão, possivelmente com incapacitações residuais para os sobreviventes, bem como o número maior de mortes, por embriaguez ao volante, causadas por motoristas que sofrem de um transtorno relacionado ao uso de álcool. A soma das mortes prematuras totais e anos vividos com incapacitações atribuíveis ao álcool é um processo contínuo, ainda inacabado. Leitores interessados encontrarão um relatório atualizado na internet, usando os termos de busca *Global Burden* e *Alcohol*, que disponibiliza informações sobre a determinação de risco da morbi-mortalidade relacionada ao álcool, a ser publicado nos próximos anos. Um dos primeiros sites para apresen-tações desse tipo de trabalho sobre o uso de álcool está localizado em http://www.med.unsw.edu.au/gbdweb.nsf[19].

Contudo, a fim de apresentar as estimativas de DALYs atualmente disponíveis é necessário que se foque a atenção na categoria diagnóstica dos Transtornos Re-lacionados ao Uso de Álcool, geralmente devidos ao beber em longo prazo. Com esse foco, pode-se ter uma visão global sobre essa forma de conseqüência nociva do consumo de álcool. Na próxima seção deste capítulo, apresentam-se algumas estimativas recentemente publicadas de freqüência e ocorrência de AUDs, agrupados com outras formas de "abuso de drogas" e "dependência de drogas" sob o título de "Transtornos Relacionados ao Uso de Drogas", conscientes que, virtualmente, em todas as populações estudadas, os AUDs respondem pela grande maioria dos DUDs observados, e que uma maioria considerável dos casos ativos de DUD não-alcoólico tem um histórico de AUD ou posteriormente desenvolvem AUD. De fato, como há uma subestimação bem conhecida dos AUD (e DUD) em levantamentos de comunidades (p. ex., devido a estados de negação ou tendências de sub-relatar ou desconsiderar problemas com álcool e outras drogas), os valores estimados para o grupo agregado de DUD pode compensar essa subestimação de forma que a freqüência e ocorrência estimadas de DUD se aproximam ainda mais da freqüência e ocorrência verdadeiras de AUD, especificamente nas estimativas de levantamentos populacionais.

FREQÜÊNCIA ESTIMADA DE AUD E DUD

As primeiras estimativas a serem apresentadas nesta seção referem-se a epidemiologia do AUD e DUD, mas com o intuito de preparar o cenário para a apresentação dessas estimativas, a Figura 3 descreve previsões mais simples oriundas do WMHS e que representam variações internacionais na ocorrência do beber entre adultos. Antes da apresentação dessas estimativas, é necessário ressaltar que até mesmo os melhores estudos epidemiológicos sobre o consumo de álcool podem produzir dados enviesados da ocorrência do beber e de problemas oriundos do uso de álcool, especialmente quando o desenho do estudo envolve amostras transversais de experiências humanas. Para entender esse possível viés devido à amostragem transversal, é necessário conceitualizar o *risco na vida* do beber como uma grandeza gradual que se inicia com o valor zero a partir do momento em que o indivíduo nasce. Como pôde ser observado anteriormente na Figura 2, qualquer risco individual do início de consumo de álcool por vontade própria se mantém num valor bastante baixo durante os estágios iniciais da vida. Globalmente, durante e depois da infância, esses valores do *risco na vida* para o indivíduo começam a acumular e também a aumentar em tamanho, ou estabilizar, concomitantemente com o envelhecimento, até o momento em que o indivíduo morre. Como denotado pela Figura 2, podem ocorrer variações entre os países, com um deslocamento para a esquerda ao longo do eixo x (idade) para países como a Colômbia, onde o consumo se inicia precocemente na vida, e um deslocamento para a direita para países como a África do Sul, onde a primeira experiência de beber tende a ocorrer na adolescência tardia e no começo da idade adulta.

Em epidemiologia, para o resumo dessas estimativas de experimentação da população, comumente tenta-se estimar a proporção da incidência acumulada por idade (durante toda a vida) para a população como um todo; essa estatística epidemiológica é denominada por alguns como prevalência na vida, porém, esse termo é impróprio, na medida em que essa estatística não está em conformidade com as definições básicas de prevalência (isto é, não depende da duração do comportamento ou condição sob estudo).

Para produzir a mais completa e acurada estimativa para a proporção de incidência acumulada, seria necessário iniciar uma coorte para cada nascimento na população e seguir todos os membros para cada ano da coorte de nascimento até o momento em que cada membro inicia o consumo, morre, ou deixa o país, seguindo o rastreamento idade por idade, conforme o tempo passa. Em contraste, as proporções de incidência acumulada oriundas de estudos transversais (incluindo as estimativas presentes neste capítulo) não são resultantes do seguimento de coorte para cada país desde o nascimento até a morte. Ao contrário, elas são baseadas em amostras transversais da população de cada país durante um curto intervalo de tempo, em algum período da vida após o nascimento. Por exemplo, nas pesquisas do WMHS, conduzidas nos primeiros anos do século XXI, os baixos limites de idade foram estabelecidos para 15 a 18 anos, o que significa que no mínimo 15 anos se passaram desde o nascimento dos mais novos membros dessas amostras. Considerando os membros de cada coorte de nascimento como se pudessem ser amostrados transversalmente no ano 2000. Esse tipo de amostra transversal não incluiria membros da coorte que morreram antes da amostragem (p. ex., possivelmente resultante de uma intoxicação alcoólica). Por conta da força da mortalidade relacionada ao uso de álcool ser bastante baixa antes dos 15 anos de idade, deve haver pouco viés nas estimativas transversais para os mais jovens da coorte. Mas este não é o caso para as primeiras coortes de nascimento. Observando os estágios de idade mais tardios, pode-se imaginar o impacto das taxas de mortalidade relacionadas ao envelhecimento, na medida em que cada vez mais membros da coorte morrem a cada ano que se passa desde o nascimento (p. ex., mãe que morre durante o parto; avô que morre por derrame). Com a extensão que o álcool causa a morte prematura, a amostra transversal em 2000 de cada coorte de nascimento anterior necessariamente representa a experiência dos sobreviventes; os não-sobreviventes cujas mortes foram devidas ao uso de álcool não estão incluídos nessas estimativas derivadas de estudos transversais.

Dessa forma, as estimativas para características da amostra transversal são destinadas somente para sobreviventes, e podem subestimar os reais comportamentos e as condições de saúde relacionadas ao consumo de álcool de cada coorte de nascimento amostrada transversalmente. É por essa razão que nosso grupo de pesquisa geralmente não tenta estimar o *risco na vida* a partir de dados de pesquisas transversais quando a condição sob estudo pode gerar mortalidade prematura. Há exceções nos trabalhos publicados por nosso grupo de pesquisa, mas as limitações metodológicas são claramente explicitadas em artigos sobre esse tema[20]. Por outro lado, a escolha geralmente tem sido apresentar estimativas na forma de proporções de incidência acumulada entre os sobreviventes *Cumulative Incidence Proportions Among Survivors* – CIPAS, que é um termo que ajuda a compreensão da possibilidade de alguns membros da população da coorte de nascimento poderem ter morrido prematuramente.

A Figura 5 apresenta uma metanálise baseada em estimativas CIPAS para o consumo de álcool nos estágios iniciais da iniciativa WMHS. Como se pode observar, a maior estimativa CIPAS foi encontrada para um inquérito de comunidade realizado com adultos da Ucrânia, onde todos, exceto cerca de 2% da população sob estudo, havia consumido álcool em pelo menos uma ocasião até a data de realização da pesquisa. A menor estimativa foi encontrada para um inquérito de comunidade no Líbano, onde somente 40% da população residente adulta haviam consumido uma dose em pelo menos uma ocasião – isto, provavelmente, devido às tradições Islâmicas adotadas por grande parte da população desse país[9].

A estimativa metanalítica CIPAS de 80% (originada especialmente para este capítulo) fornece uma estimativa geral para a experimentação global, baseada nessa seleção não-aleatória dos locais da WMHS. Especificamente, baseado nas experimentações das populações estudadas no início do século XXI, foi encontrada uma estimativa de que 80% dos adultos haviam consumido bebidas alcoólicas em pelo menos uma ocasião. Lembrando que essa não é uma estimativa do *risco na vida*, mas sim uma estimativa para a proporção de incidência acumulada entre os sobreviventes, como explicado anteriormente.

Em contraste, a Figura 6 apresenta estimativas metanalíticas para a prevalência de transtornos relacionados ao uso de drogas recentes e "clinicamente significantes", de acordo com o *Diagnostic and Statistical Manual of Mental Disorders – Fourth Edition* (DSM-IV). Essas estimativas foram baseadas em inquéritos de comunidade em amostras da população adulta conduzidos como parte da iniciativa WMHS, com uma restrição para os dez locais que possuíam um número suficiente de casos para serem incluídos na metanálise.

Aqui, o conceito de significância clínica foi realizado operacionalmente por meio da exigência de uma evidência de um padrão comportamental prejudicial relacionado ao consumo de álcool ou uso nocivo antes da identificação dos casos de dependência DSM-IV ou síndromes de abuso sem dependência, como descrito por Degenhardt, Bohnert & Anthony[15-17].

Ainda, deve existir evidência de que o DUD clinicamente significante esteve ativo nos 12 meses anteriores à data de realização da pesquisa. Essas duas condições (a atualidade e a significância clínica) servem para tornar essas estimativas de alguma maneira mais conservadoras do que se essas condições não tivessem sido exigidas.

Vale a pena notar que a Itália e a Espanha possuem freqüências importantes de consumo (Figura 5), mas nenhuma estimativa para esses países é mostrada nas Figuras 6 e 7 porque o autor acredita que a avaliação do WMHS sobre o DUD

Consumo nocivo de álcool: dados epidemiológicos mundiais

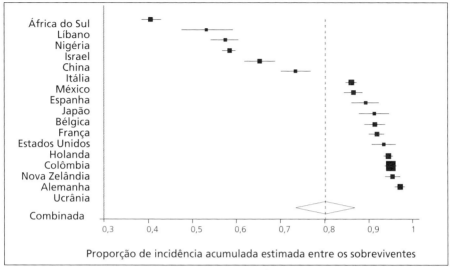

Figura 5   Ocorrência acumulada estimada de consumo de álcool de dezessete levantamentos mundiais de saúde mental (veja o texto para descrição de cada levantamento e população estudada).
Fonte: Demyttenaere et al.[7]

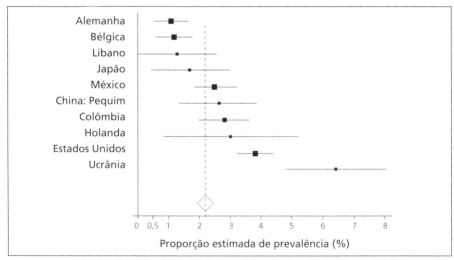

Figura 6   Prevalência estimada de transtornos relacionados ao uso de drogas recentemente ativos clinicamente.
Fonte: Demyttenaere et al.[7]

pode não ter sido realizada como planejada para esses países, talvez por causa dos artefatos criados pelo processo descritos em Degenhardt et al.[15;17]. Para os países incluídos na Figura 6, as estimativas de prevalência de DUDs recentes e clinicamente significantes, combinando homens e mulheres, variaram de um baixo valor para a Alemanha (1,1%; intervalo de confiança de 95% – IC = 0,4%, 1,7%) até valores altos de aproximadamente 6,5% na Ucrânia (intervalo de confiança de 95% – IC = 4,8%, 8,1%), com outros países do WMHS apresentando valores intermediários. A estimativa metanalítica geral foi de 1,8% (IC 95% = 17,5%, 19%), como ilustrado pela forma de diamante na base da Figura.

Se alguém desejar usar esses valores da pesquisa WMHS para fazer uma projeção para a estimativa da população mundial atual de aproximadamente 4 bilhões de pessoas com idade entre 15 a 59 anos, deve usar os intervalos de confiança de 95% para a estimativa WMHS. Multiplicando os limites inferiores e superiores por 4 bilhões, o produto deve ser uma projeção de que aproximadamente 70 a 76 milhões de indivíduos são afetados por DUDs recentes (último ano) e clinicamente significantes. Como mostrado, a maioria desses casos é afetada por Transtornos Relacionados ao Uso de Álcool, possui um transtorno vigente relacionado ao uso de outras drogas com um histórico de uso nocivo de álcool, ou pode desenvolver um Transtorno Relacionado ao Uso de Álcool em adição ao DUD.

É possível comparar a projeção da pesquisa WMHS com um valor estimado de 76 milhões de pessoas com Transtornos Relacionados ao Uso de Álcool diagnosticáveis, como originado por outras fontes de dados para a *WHO Global Status Report on Alcohol*, 2004, com uma subdivisão de acordo com o gênero de cerca de 63 milhões de casos para os homens e aproximadamente 3 milhões de casos para as mulheres[14].

Fazendo uma relação formada pela combinação do número estimado de consumidores de bebidas alcoólicas (alguma vez na vida) com a prevalência de DUDs recentes e clinicamente significantes, é possível originar uma estimativa da proporção de consumidores de álcool que desenvolveram um DUD clinicamente significante que persistiu no ano anterior à data da realização da pesquisa. Isto é, essa estimativa envolve a proporção de bebedores que se tornaram e permaneceram como casos de DUDs, com problemas relacionados ao uso de álcool ou outras drogas ativos no ano anterior.

A Figura 7 mostra as estimativas específicas de cada país para esse tipo de proporção, variando de valores abaixo de 1% até valores altos, superior a 6%, observados na pesquisa WMHS na Ucrânia. Uma estimativa resumida bruta da metanálise sugere que apenas abaixo de 2% dos bebedores (alguma vez na vida) desenvolvem um DUD clinicamente significativo que está associado a problemas recentes relacionados ao uso de álcool ou outras drogas durante os 12 meses anteriores a avaliação da pesquisa. McBride et al.[21] publicaram recentemente uma comparação entre as estimativas desse tipo para os EUA e a Austrália e apresentaram uma revisão dos aspectos metodológicos envolvidos neste tipo de comparação.

Deve-se lembrar que mais do que assuntos metodológicos estão em voga. Essa proporção pode ser influenciada por múltiplas condições e processos, principalmente a taxa de incidência de DUD (aumento no número de casos incidentes recentes) e a duração do DUD (tempo decorrido do início do DUD até a completa recuperação ou remissão). Países com programas de intervenção mais efetivos tendem a possuir uma duração menor do DUD, o que tornará a proporção menor nesses países. Os que procuram reduzir essa proporção podem concretizar esse desejo através do aumento do acesso e a da efetividade das intervenções para DUD iniciais.

A Tabela 1 mostra as estimativas do WMHS para a proporção de indivíduos de cada população estudada que desenvolveu um Transtorno pelo Uso de Drogas no momento da pesquisa, bem como o risco projetado ao longo da vida com base na análise de sobrevivência. Esse tipo de análise tem o objetivo de sintetizar o que se poderia observar se todos os adultos vivos no momento da pesquisa tivessem sido seguidos desde o nascimento até o momento da aplicação do questionário. Este risco ao longo da vida obtido com base nessa amostra transversal, no entanto, não compensa totalmente as perdas decorrentes de mortes por DUD. De certa maneira, esses valores podem subestimar o risco atual de DUD, e para compensar essa medida, seria necessário ter o que permanece desconhecido, ou seja, o número correspondente a cada coorte por nascimento das mortes por DUD que ocorre-

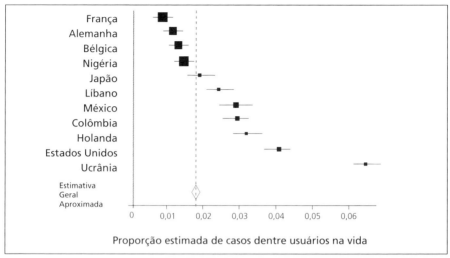

Figura 7   Proporção estimada de transtornos relacionados ao uso de drogas clinicamente significantes dentre consumidores de álcool na vida.
Fonte: Demyttenaere et al.[7] e Degenhardt et al.[9]

ram durante o intervalo entre o nascimento até o momento em que os questionários foram aplicados.

A comparação das estimativas de CIPAS na Tabela 1 com os nossos dados de risco ao longo da vida indicam que a CIPAS (e prevalências ao longo da vida em geral) tende a subestimar o risco ao longo da vida, mesmo em estudos transversais. Uma das principais contribuições para a subestimação dos riscos ao longo da vida das CIPAS envolve o conceito de análise de sobrevivência conhecido como *right censoring* ou censura à direta em que alguns dos não-casos vão se tornar casos de DUD após a data de avaliação. Ou seja, os membros mais jovens das amostras de coorte ainda não passaram pelo período de maior risco para o desenvolvimento de um DUD. As projeções de risco "ao longo da vida" são corrigidas para esta passagem incompleta através do intervalo de risco por meio do empréstimo de informações das experiências de vida dos indivíduos que já passaram por esse intervalo.

Consumo nocivo de álcool: dados epidemiológicos mundiais

TABELA 1 **PROPORÇÕES DE INCIDÊNCIA ACUMULADA ENTRE OS SOBREVI-VENTES PARA TRANSTORNOS RELACIONADOS AO USO DE DROGAS ESTIMADOS POR PAÍS E RISCO PROJETADO NA VIDA. DADOS DO WMHS (VEJA O TEXTO PARA DETALHAMENTO METODOLÓGICO)**

País	Estimativa CIPAS			Risco projetado na vida	
	%	#*	EP	%	EP
África do Sul	13,3	505	0,9	17,5	1,2
Alemanha	6,5	228	0,6	8,7	0,9
Bélgica	8,3	195	0,9	10,5	1,1
China	4,9	128	0,7	6,1	0,8
Colômbia	9,6	345	0,6	12,8	1,0
Espanha	3,6	180	0,4	4,6	0,5
Estados Unidos	14,6	1.144	0,6	17,4	0,6
França	7,1	202	0,5	8,8	0,6
Holanda	8.9	210	0,9	11,4	1,2
Israel	5,3	261	0,3	6,3	0,4
Itália	1,3	56	0,2	1,6	0,3
Japão	4,8	69	0,5	6,2	0,7
Líbano	2,2	27	0,8	-	- c
México	7,8	378	0,5	11,9	1,0
Nigéria	3,7	119	0,4	6,4	1,0
Nova Zelândia	12,4	1.767	0,4	14,6	0,5
Ucrânia	15,0	293	1,3	18,8	1,7

CIPAS = Proporções estimadas de incidência acumulada entre os sobreviventes
* = número de casos de DUD
Fonte: De Kessler et al.[20]

Conforme mostrado na Tabela 1, a população da Ucrânia tem a maior CIPAS e valores de risco projetados ao longo da vida, com os EUA ao lado. No Líbano, foi observado a menor CIPAS e valores de risco projetados ao longo da vida.

É útil utilizar a Tabela 1 para as estimativas de risco ao longo da vida de DUD e para formar proporções com base nas estimativas CIPAS anteriormente referidas sobre a história de vida ou ocorrência cumulativa de beber. Na Figura 7, tem-se uma proporção desse tipo, em que o número de casos recentes ativos de DUD é dividido pelo número de bebedores. Em contrapartida, a Figura 8 assume o número estimado de pessoas projetadas para casos de DUD (agora ou no futuro), e divide esse dado pelo de bebedores. O valor resultante é uma estimativa da probabilidade de determinado país obter um Transtorno pelo Uso de Drogas uma vez que o uso do álcool foi iniciado. Conforme mostrado na Figura 8, o menor valor é o do Japão, em 7%, e o maior valor é da Ucrânia, em 19%, e dos EUA, com valor bem próximo. A estimativa global, que usa informações de todas as estimativas divulgadas, é inferior a 12% (ver forma de diamante na Figura 8). Com base nessa projeção, estima-se que um em oito ou nove bebedores pode desenvolver um transtorno clinicamente significante pelo uso de drogas, tal como avaliado pelas pesquisas do WMHS e projeções das estimativas de risco ao "longo da vida" dessas mesmas pesquisas. Essa estimativa não é muito distante de uma estimativa prévia

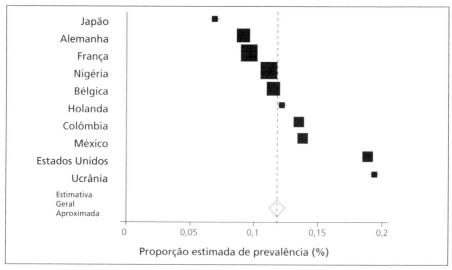

Figura 8   Probabilidade estimada de que os usuários de álcool na vida irão desenvolver um ou mais transtornos relacionados ao uso de drogas clinicamente significantes.

Dados do Consórcio Mundial de Pesquisas sobre Saúde Mental (WMHS – World Mental Health Surveys Consortium).

dos EUA para a probabilidade de desenvolver uma AUD a partir do momento em que se inicia o consumo do álcool[22].

ANOS VIVIDOS COM INCAPACITAÇÃO ATRIBUÍDOS AOS TRANSTORNOS RELACIONADOS AO USO DO ÁLCOOL

Nesta seção do capítulo, deixam-se as estimativas do WMHS e retorna-se às projeções para a população mundial que manifestam as conseqüências potencialmente prejudiciais do álcool (AUD), sob a forma de anos de vida ajustados perdidos por incapacitação (DALY). Como um lembrete, deve-se notar, novamente, que os DALYs acrescentam informações sobre AUD como causa de mortalidade prematura (anos potenciais de vida perdidos, YPLL, *Years of Potential Life Lost*), juntamente com informações sobre AUD como forma de anos de vida prejudicados por incapacitação antes da morte (anos vividos com incapacitação, YLD, *Years Lived with a Disability*). Claro que, como já referido, os DALYs atribuídos aos AUDS normalmente não incluem YPLL prematuros ou YLD atribuídos a outras conseqüências relacionadas a AUD, tais como cirrose, doença cardiovascular, violência, ou colisões.

A Figura 9 mostra as estimativas da OMS para o número total de mortes em 2001, que pode ser atribuído aos transtornos relacionados ao uso do álcool, sem contar as mortes induzidas pelo consumo como as causas anteriormente mencionadas (p. ex., cirrose hepática, doença cardíaca, colisões). Um dado epidemiológico notável é a diferença no número de óbitos no sexo masculino devidos aos AUDs em relação ao sexo feminino, embora a relação homem:mulher nas populações dos países não estar muito distante de 50:50 (isto é, com possível desbalanço de 40:60, porém essa discrepância nunca atinge a maciça prevalência do sexo masculino apresentada nas mortes relacionadas ao AUD). Uma pergunta a se investigar é como diminuir as mortes no sexo masculino para níveis semelhantes ao do sexo feminino e, simultaneamente, reduzir as mortes por AUD entre as mulheres. Outra característica notável é a distribuição etária, que tende a seguir a distribuição etária global, mas que também reflete a tendência de mortes na vida senil a partir de causas mais agudas (p. ex., doenças isquêmicas do coração) e menos crônicas (p. ex., AUD).

A Figura 10 integra informações sobre YLD causadas por AUD com informações sobre YPLL por AUD para cada região do mundo, a partir de 2002 e originalmente descritas nas tabelas elaboradas por Mathers e Loncar em PLoS[6]. A figura mostra as estimativas para países de alta renda, e separadamente para as regiões de média e baixa renda. Países incluídos nas estimativas regionais e de alta renda estão listados no site PLoS[23].

A sigla MENA será usada para Oriente Médio e Norte da África. A sigla SSA para a África Subsaariana. SA para o sul da Ásia e ECA para a Europa e Ásia Central. A sigla LAC é usada para América Latina e Caribe; EAP para Ásia Oriental e do Pacífico; e HI para países de alta renda.

A estimativa grosseira, em resumo, é uma medida metanalítica produzida para este capítulo, com pesos de acordo com o tamanho da população regional.

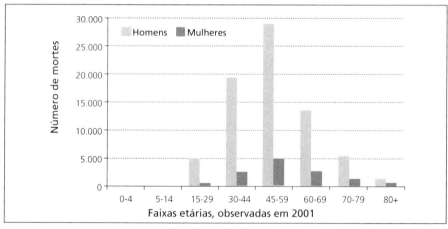

Figura 9   Estimativas da OMS para o número de mortes, no mundo, em 2001, devido aos transtornos relacionados ao uso de álcool, por faixa etária e gênero.

Fonte: OMS[14]

Conforme mostrado na Figura 10, a estimativa aproximada por região, calculada a partir das seis categorias de regiões com médias e baixas rendas e as de alta renda, é um pouco mais de 3.500.000 DALYs diretamente atribuíveis aos transtornos pelo uso do álcool. No que diz respeito às regiões, o Oriente Médio e a região do Norte da África refletem a cultura Islâmica, apresentando o valor mais baixo. Em contraste, países de média-baixa renda da Ásia Oriental e Pacífico, refletindo o tamanho da população desses países (N = 1.866.000.000), apresentaram mais de 5.500.000 AUD DALYs em 2002. No entanto, as próximas categorias listadas incluem os países de alta renda ao redor do mundo, com 5.471.000 DALY, mas com um tamanho populacional de apenas metade da região EAP (N = 932.000.000). A única região de países de média-baixa renda que excedeu a média foi a América Latina e região do Caribe, com um valor estimado em 3.857.000 DALYs em uma população de 530.000.000 de indivíduos.

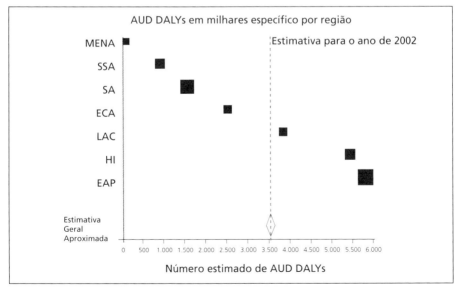

Figura 10   Estimativa de Mathers e Loncar para DALYs atribuíveis aos transtornos relacionados ao uso de álcool para o ano de 2002.
Fonte: Mathers & Loncar.[6]

A Figura 11 é baseada em uma comparação da estimativa de M-L para o ano de 2002 e a projeção destes para o ano de 2030. O valor médio regional dentre esses valores indica um aumento após 2002 de ligeiramente menos que 200.000 AUD DALYs até o ano de 2030. A menos que se façam grandes melhorias na prevenção e controle dos Transtornos Relacionados ao Uso de Álcool entre agora e 2030, pode-se esperar que os países de baixa renda da África Subsaariana (SSA) apresentem um aumento expressivo de mais de 800.000 AUD DALYs entre 2002 e 2030, refletindo principalmente a erradicação das doenças diarréicas e outras que acometem indivíduos na infância, e uma proporção aumentada da população dessa região vivendo até as idades de maior risco para desenvolver um AUD (como mostrado em Figuras anteriores, no final da adolescência e no início da vida adulta).

Os países de renda média da América Latina e do Caribe (LAC) e aqueles do Sul Asiático também podem apresentar importantes aumentos no número de AUD DALYs entre 2002 e 2030. Quantificado por M-L e conforme plotado na Figura 11, o aumento é de aproximadamente 600.000 AUD DALYs para cada uma dessas duas regiões. Para a região LAC, esse aumento de 600.000 AUD DALYs soma-se ao 3.857.000 AUD DALYs presentes em 2002. Para os países de renda média-baixa da região da SSA, a projeção engloba praticamente o dobro dos AUD DALYs (compare as Figuras 10 e 11). Há também um importante aumento para os países de renda média-baixa da região do Sul Asiático.

Os países de renda média-baixa da Europa e Ásia Central devem apresentar uma importante redução nos AUD DALYs, não tanto como conseqüência de melhorias na prevenção, abrangência e intervenção precoce para AUD ou em termos de tratamento e reabilitação, mas como conseqüência de importantes reduções no tamanho relativo da população adulta economicamente ativa desses países. Verdade seja dita, essas mudanças projetadas de 2002 a 2030 dependem fortemente de mudanças relacionadas ao tamanho da população adulta economicamente ativa de cada região, como conseqüência do método de projeção de M-L. Importantes melhorias na prevenção e métodos de controle de AUDs, especialmente em relação

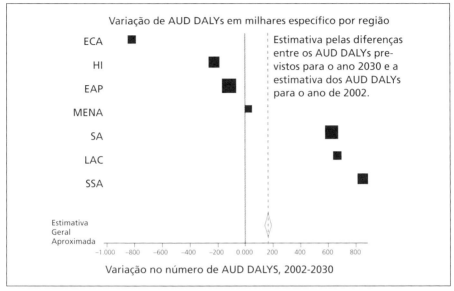

Figura 11   Variações de DALYs entre 2002 e 2030 atribuíveis aos transtornos relacionados ao uso de álcool projetadas por Mathers e Loncar.
Fonte: Mathers & Loncar.[6]

ao alcance e a intervenção precoce, podem mudar esse quadro expressivamente, se fossem atingidas.

DIREÇÕES FUTURAS E CONCLUSÃO

Qualquer esforço para compreender o aumento de DALYs causados pelo álcool em uma região ou país particular do mundo irá requerer uma pesquisa focada, como a recentemente conduzida por Steven et al.[24], em sua previsão de tendência de mortalidade e morbidade no México, suas regiões subnacionais, e seus estados, mas talvez com alguns refinamentos metodológicos ainda não-apresentados. Estendendo o trabalho de Mathers e Loncar[6] como recomendado por Prince et al.[25], esse grupo de pesquisa verificou que na transição epidemiológica do México, as causas principais de morte se tornaram doença isquêmica do coração, diabete melito (DM), doença cerebrovascular, cirrose hepática e acidentes de trânsito, todas podendo, em parte, serem determinadas pelo consumo de álcool, somado a outras condições intercorrelacionadas como o índice de massa corpórea (IMC) e glicemia. Apesar dessas intercorrelações serem bem conhecidas, o grupo de pesquisa parece tê-las ignorado no estudo de risco comparativo (CRA, do inglês *Comparative Risk Assessment*), que os levou a estimar que o IMC alto, glicemia alta e uso de álcool causaram 5,1%, 5,0% e 7,3% da carga total de doenças, respectivamente, e que a carga de doenças associada ao álcool deve-se primariamente a três conseqüências nocivas do consumo de álcool: Transtornos Relacionados ao Uso de Álcool, ferimentos e cirrose hepática. Essa tentativa de CRA é admirável, mas a abordagem atual de CRA pode ser exacerbadamente ambiciosa pelo fato de negligenciar o envolvimento do uso de álcool em uma rede causal da carga total de doenças, de forma que o IMC e a glicemia altos são causados em parte pelo nível de consumo de álcool do indivíduo. O já mencionado *Global Status Report on Alcohol* da OMS[14] representa um importante passo adiante. Entretanto, uma abordagem metodológica plenamente satisfatória para desenrolar essa rede causal em níveis nacionais ou estaduais ainda não foi criada, e se mantém na agenda para pesquisas e refinamentos metodológicos futuros. Nesses refinamentos, espera-se um papel mais predominante do consumo de álcool na ocorrência de doença isquêmica do coração (DIC), DM, doenças cerebrovasculares (DCV) através de vias indiretas que evoluem do consumo de álcool para o IMC e glicemia altos, e posteriormente para DIC, DM e DCV. Uma vez que o papel do consumo de álcool na DCV e DM seja reconhecido e possa ser quantificado, esperar-se-ia uma iluminação mais completa das possíveis conseqüências nocivas do uso de álcool nas síndromes de demência em idosos, que estão surgindo como importantes contribuintes para a carga global de doenças em todos os países pós-transicionais do mundo[6].

Desenrolar essa rede causal no contexto de levantamentos comparativos de risco em níveis globais, regionais e nacional pode ser ainda mais complexo devido às múltiplas vias em que o uso de álcool pode estar intercorrelacionado com os marcadores de risco fisiopatológico como o IMC e a glicemia. Como notado por Prince et al.[25], no mínimo, há essas possibilidades não-causais que devem ser consideradas nas pesquisas do uso de álcool e suspeitas de resultados para a saúde, somando-se a qualquer verdadeira influência causal do consumo de álcool (CA):

(1) CA pode ser um fator de risco não-causal (ou seja, correlato ou preditor) do resultado para a saúde;
(2) CA pode ser influenciado pelos níveis do resultado para a saúde conforme o resultado é expresso (ou seja, CA como conseqüência do que se originalmente pensou ser dano causado pelo CA);
(3) pode haver uma co-morbidade não-causal entre o CA e resultado para a saúde (ou seja, podem surgir da mesma causa básica, como pleiotropismo genético);
(4) CA pode afetar a aderência a tratamentos prescritos para prevenir ou controlar os estados precursores e processos inerentes ao resultado para a saúde;
(5) CA pode afetar a aderência ao tratamento, o prognóstico ou complicações posteriores do resultado para a saúde (p. ex., tornando o resultado mais facilmente detectável na presença de CA, mesmo na ausência da influência de CA na primeira ocorrência deste resultado);
(6) tratamento para CA pode ter outros efeitos no resultado para a saúde ou pode agravar as adversidades que ocorrem junto com, ou resultam do, resultado para a saúde (p. ex., efeito tóxico neurocognitivo de um medicamento prescrito para reduzir o CA).

Em resumo, um levantamento completo das conseqüências nocivas do álcool é um objetivo que ainda pode-se atingir, apesar de atualmente estar fora do alcance.

O valor de uma abordagem mais abrangente pode ser ilustrada em duas análises, completadas por Chisholm et al., recentemente, em que o primeiro objetivo era comparar estimativas do impacto potencial de prevenção de danos e abordagens de controle do álcool (p. ex., impostos) até abordagem mais individuais (p. ex., intervenções em populações de alto risco), e então repetir a análises para a tríade de álcool, tabaco e uso de drogas ilícitas (p. ex., *cannabis*). Como no presente capítulo, essa análise comparativa de instrumentos programáticos e de políticas foi fortemente baseada em uma consideração de DALYs [26-27]. Contudo, esse tipo de estudo ilustra como é possível produzir guias relevantes a políticas através de uma combinação das evidências epidemiológicas básicas descritivas, coletadas sob as primeiras duas rubricas da epidemiologia, com as evidências mais analíticas sobre o impacto de programas e políticas, coletada sob a quinta rubrica de Prevenção e Controle. Todavia, como já foi descrito nesse capítulo e por Chisholm et al., o valor em longo prazo dessas análises comparativas depende fortemente da precisão, validade e completude das evidências sobre as conseqüências nocivas relacionadas ao álcool e outras drogas e sobre a efetividade de técnicas de prevenção e controle. Ainda há muitos estudos a serem feitos.

REFERÊNCIAS BIBLIOGRÁFICAS

1. WHOSIS. WHO Statiscal Information System (2003). Disponível em: http://www.who.int/whosis. Acessado em 19 de Fevereiro 2009.
2. Cheng H. Tese de doutorado (no prelo). Michigan State University, 2009.
3. Gordon EB. The anti-alcohol movement in Europe. New York: Fleming H. Revell Company. p.333, 1913.
4. Room R. International control of alcohol: alternative paths forward. Drug Alcohol Rev. 2006 Nov; 25(6):581-95.
5. Room R, Schmidt L, Rehm J, Makela P. International regulation of alcohol. BMJ. 2008;337:a2364.
6. Mathers CD, Loncar D. Projections of global mortality and burden of disease from 2002 to 2030. PLoS Med. 2006 Nov; 3(11):e442.
7. Demyttenaere K, Bruffaerts R, Posada-Villa J, Gasquet I, Kovess V, Lepine JP, et al. Prevalence, severity, and unmet need for treatment of mental disorders in the World Health Organization World Mental Health Surveys. JAMA. 2004 Jun 2; 291(21):2581-90.
8. Anthony JC, Van Etten ML. Epidemiology And Its Rubrics. In: A. Bellack & M. Hersen (Eds.). (Vol 1) Comprehensive Clinical Psychology. Oxford, UK: Elsevier Science Publications. 1998, pp.355-390.
9. Degenhardt L, Chiu WT, Sampson N, Kessler RC, Anthony JC, Angermeyer M, et al. Toward a global view of alcohol, tobacco, cannabis, and cocaine use: findings from the WHO World Mental Health Surveys. PLoS Med. 2008 Jul 1; 5(7):e141.
10. Duncan GJ, Boisjoly J, Kremer M, Levy DM, Eccles J. Peer effects in drug use and sex among college students. J Abnorm Child Psychol. 2005 Jun; 33(3):375-85.
11. Anthony JC. Deviant peer effects: Perspectives of an epidemiologist. Chapter 3. In: Deviant Peer Influences in Programs for Youth. Edited by Dodge KA, Dishion TJ, and Landsford JE. New York: Guilford Press. 2006, pp. 44-66.

12. Rush BR, Bassani DG, Urbanoski KA, Castel S. Influence of co-occurring mental and substance use disorders on the prevalence of problem gambling in Canada. Addiction. 2008 Nov;103(11):1847-56.
13. OMS. World Bank Group Disease Control Priorities Project: Alcohol Abuse (2006). Disponível em: http://www.dcp2.org/diseases/4. Acessado em 19 de Fevereiro 2009.
14. World Health Organization. Department of Mental Health and Substance Abuse. Global Status Report on Alcohol 2004. Geneva: WHO. 88 pp. 2004. http://www.who.int/substance_abuse/publications/global_status_report_2004_overview.pdf
15. Degenhardt L, Bohnert KM, Anthony JC. Case ascertainment of alcohol dependence in general population surveys: 'gated' versus 'ungated' approaches. Int J Methods Psychiatr Res. 2007;16(3):111-23.
16. Rehm J, Room R, Monteiro M, Gmel G, Graham K, Rhen N, Sempos CT, Frick U, Jernigan J. Alcohol use. In: Ezzati M. Comparative Quantification of Health Risks: Global and Regional Burden of Disease Attributable to Selected Major Risk Factors. World Health Organization. 2004. p.2248.
17. Degenhardt L, Cheng H, Anthony JC. Assessing cannabis dependence in community surveys: methodological issues. Int J Methods Psychiatr Res. 2007;16(2):43-51.
18. Murray CJL, Lopez AD, editors. The global burden of disease: A comprehensive assessment of mortality and disability from diseases, injuries and risk factors in 1990 and projected to 2020. Cambridge (Massachusetts): Harvard University Press. 1996. p.990.
19. The University of New South Wales, Sidney, Australia. Global Burden of Disease: Mental Disorders and Illicit Drug Use Expert Group. Disponível em: http://www.med.unsw.edu.au/gbdweb.nsf. Acessado em 16 de Fevereiro, 2009.
20. Kessler RC, Angermeyer M, Anthony JC, R DEG, Demyttenaere K, Gasquet I, et al. Lifetime prevalence and age-of-onset distributions of mental disorders in the World Health Organization's World Mental Health Survey Initiative. World Psychiatry. 2007 Oct;6(3):168-76.
21. McBride O, Teesson M, Slade T, Hasin D, Degenhardt L, Baillie A. Further evidence of differences in substance use and dependence between Australia and the United States. Drug Alcohol Depend. 2009; 100(3):258-64.
22. Anthony JC, Warner LA, Kessler RC. Comparative Epidemiology Of Dependence On Tobacco, Alcohol, Controlled Substances, And Inhalants: Basic Findings From The National Comorbidity Survey. Exp Clin Psychopharmacol. 1994; 2(3):244-268. 1994.
23. Mathers CD, Loncar D. Table S1. Country classifications used for reporting results. In: Projections of Global Mortality and Burden of Disease from 2002 to 2030. Plos Med (11): e442. Disponível em: http://medicine.plosjournals.org/archive/1549-1676/3/11/supinfo/10.1371_journal.pmed.0030442.st001.doc.
24. Stevens G, Dias RH, Thomas KJ, Rivera JA, Carvalho N, Barquera S et al. Characterizins the epidemological transition in Mexico: national and subnational burden of diseases, injures, and risk Factors. PloS Med. 2008 Jun 17; 5(6): e125.

25. Prince M, Patel V, Saxena S, Maj M, Maselko J, Phillips MR, et al. No health without mental health. Lancet. 2007 Sep 8;370(9590):859-77.
26. Chisholm D, Rehm J, Van Ommeren M, Monteiro M. Reducing the global burden of hazardous alcohol use: a comparative cost-effectiveness analysis. J Stud Alcohol. 2004; 65(6):782-93.
27. Chisholm D, Doran C, Shibuya K, Rehm J. Comparative cost-effectiveness of policy instruments for reducing the global burden of alcohol, tobacco and illicit drug use. Drug Alcohol Rev. 2006; 25(6):553-65.

Principais conseqüências em longo prazo relacionadas ao consumo moderado de álcool

Arthur Guerra de Andrade
Lúcio Garcia de Oliveira

INTRODUÇÃO

Do uso social ao problemático, o álcool é consumido por aproximadamente dois bilhões de pessoas.[1,2] Esse consumo pode ser compreendido por múltiplas perspectivas. Do ponto de vista da saúde pública, p. ex., o consumo de álcool pode ser um potencial agente de doença e mortalidade, de modo que seu uso indevido tem sido responsável, mundialmente, por 3,2% de todas as mortes e por 4% de todos os anos de vida útil perdidos.[3,4]

Nos últimos anos, evidências científicas têm apontado a importância de conhecer o padrão de uso de álcool, que, dependendo da forma, elevaria o risco de desenvolvimento de problemas de saúde, familiares, ocupacionais, entre outros. Junto ao volume total de álcool consumido, a relevância do conhecimento do padrão de consumo, como indicativo de problemas, tem sido bastante relatada.[4] Por outro lado, algumas pesquisas têm apontado que o padrão de uso, especialmente de leve a moderado, pode assumir um papel protetor à saúde, especialmente quanto ao desenvolvimento de doenças cardiovasculares.[2-6]

A definição do padrão de consumo é multidimensional, englobando aspectos relacionados ao contexto de beber, à relevância cultural, à bebida preferida, à freqüência de consumo (número de dias por semana), à quantidade, ao local da ingestão de álcool (p.ex., em casa, no bar, no restaurante etc.), ao consumo durante as refeições ou não e, finalmente, às características individuais do bebedor, sejam biológicas/genéticas, sociodemográficas ou socioeconômicas.[5] Além disso, outro fator de interferência é a qualidade da bebida alcoólica, que serve como medida dos problemas futuros decorrentes do consumo de álcool.

Todos esses fatores, considerados em conjunto, influenciam as implicações advindas do comportamento de beber, abordadas neste capítulo.

A definição exata dos diferentes padrões de uso de álcool possibilita a localização dos limites reais, isto é, os danos e benefícios comumente associados ao consumo de álcool. Infelizmente, sua importância ainda é subestimada e, por esse motivo, a investigação do padrão de consumo não tem sido incluída em levantamentos epidemiológicos.[7]

Entre os padrões de consumo, tem se falado muito sobre o uso moderado, que confere papel protetor a algumas doenças crônicas, como doenças cardiovasculares, diabete tipo II, funcionamento cognitivo, entre outros.

CONCEITUAÇÃO DO TERMO USO MODERADO

DEFINIÇÃO INTERNACIONAL PELA OMS E PELO NIAAA

Para a Organização Mundial de Saúde (OMS), "uso moderado" é um termo impreciso que define um padrão de consumo no qual são empregadas quantidades de álcool que, por si só, não causam problemas à saúde. Muitas vezes, o uso moderado é empregado como sinônimo de uso social, definido como não-problemático e ditado conforme os costumes, as motivações e as formas socialmente aceitas.

Muitos países oferecem guias sobre os níveis de consumo considerados "seguros", "responsáveis" ou de "baixo risco", geralmente definidos, de forma bastante clara, por entidades governamentais e organizações não-governamentais (ONG). Esses guias não recomendam o consumo de álcool por menores de idade ou mulheres grávidas. Pessoas que estão fazendo tratamento medicamentoso que possa ser alterado com o consumo de álcool ou que tenham histórico médico relacionado a problemas com o uso de bebidas alcoólicas também devem ser aconselhadas a não fazerem tal uso. Geralmente, esses guias definem a quantidade de etanol puro de uma unidade alcoólica padrão (diferente em cada país) e oferecem conselhos a populações especiais que estão sob risco aumentado de danos.

Conforme esses guias, especialmente no que se refere às unidades-padrão, uma unidade alcoólica geralmente contém de 8 a 14 g de etanol puro (Tabela 1); apenas o Japão desperta maior atenção, atingindo quase 20 g.

Em linhas gerais, essa variação aponta que ainda não existe um consenso internacional sobre a dimensão exata de uma unidade-padrão de bebida alcoólica. Ainda, conforme os guias, o uso moderado tem sido considerado níveis e/ou padrões de uso em que há diminuição dos prejuízos e aumento dos benefícios à saúde, sobre os quais têm sido consideradas as influências do sexo e da faixa etária do bebedor. Devido às diferenças fisiológicas, os níveis de consumo considerados moderados são maiores para homens até 65 anos de idade e menores para todos os indivíduos com idade superior a essa.

Nos Estados Unidos, o National Institute on Alcohol Abuse and Alcoholism (Instituto Nacional Sobre o Abuso de Álcool e Alcolismo do Estados Unidos – NIAAA) usa o termo *uso moderado* para se referir ao consumo que não causa prejuízos individuais ao bebedor, nem problemas sociais. Em termos de unidades de bebida, o uso moderado é definido como o uso de até 14 unidades/semana para homens, até 7 para mulheres e não mais que 3 para indivíduos de faixa etária superior a 65 anos (considerando a unidade-padrão de 14 g de etanol puro), e aconselha-se um ou dois dias semanais sem consumo de álcool. Para níveis diários, esse consumo poderia ser traduzido como 2 unidades alcoólicas para homens (28 g) e 1 para mulheres (14 g). Além disso, a definição de consumo moderado, em termos de unidades diárias, não é absoluta, variando de 1 a 5 doses/dia.[8]

Embora os níveis estipulados pelo NIAAA sejam razoavelmente semelhantes aos sugeridos por outros países, a definição exata de uso moderado ainda é controversa[6,8], especialmente devido à variação da definição de unidade-padrão.

Em contrapartida, muitas vezes, observa-se que alguns países definem consumo moderado sem ter definido unidade-padrão. Assim, observa-se que o conceito de uso moderado varia não apenas entre os países, mas dentro de um mesmo país. A França e o Reino Unido, p.ex., recomendam, em termos de consumo de unidades alcoólicas diárias, quantidades superiores às sugeridas pelos Estados Unidos (2 unidades), preconizando de 3 a 4 unidades alcoólicas diárias. Já países como a Austrália, a Espanha e Portugal despontam com as maiores quantidades de álcool na definição do consumo moderado, atingindo até 42 g diários de álcool.

Há países em que o uso moderado é definido para bebidas específicas, como a Romênia (cerveja e vinho); países que não diferenciam o consumo diário conforme o sexo (p.ex., Canadá, Romênia, Suécia e Suíça); e países que simplesmente recomendam a redução ou a evitação do consumo, sem ter claramente definido o que é o uso moderado (p.ex., Indonésia, Luxemburgo, Tailândia, Emirados Árabes Unidos).

O NIAAA aponta que dificuldades relacionadas à definição de uso moderado são, até certo ponto, resultado das diferenças individuais, ou seja, a quantidade de álcool que uma pessoa pode consumir sem ficar embriagada varia conforme sua experiência, tolerância, metabolismo, vulnerabilidade genética, estilo de vida e o intervalo de tempo em que o consumo é realizado (três doses em uma hora, p.ex., produzem concentração sanguínea de álcool muito maior que três doses no curso de três horas).[8]

Finalmente, há países que, mesmo na ausência de definições oficiais sobre o consumo moderado, adotam recomendações internacionais sugeridas pela Organização Mundial de Saúde (OMS)[9], como:

- mulheres não devem beber mais que duas unidades diárias de álcool;
- homens não devem beber mais que três unidades diárias de álcool;
- deve-se beber o mínimo possível, resguardando-se dois dias durante a semana sem o consumo de álcool;
- não se deve beber em situações especiais, como durante a gestação, enquanto se dirige qualquer veículo automotor, em situações de trabalho (especialmente

quando se operam máquinas), ao se exercitar, quando já se é dependente de álcool e ao ter outros problemas físicos que possam piorar em função do consumo.

As diferenças entre os países quanto à definição de consumo moderado de álcool são ilustradas na Tabela 1.

TABELA 1 DIFERENÇAS DA DEFINIÇÃO DE CONSUMO MODERADO DE ÁLCOOL ENTRE OS PAÍSES

País	Unidade/ bebida-padrão	Guia de consumo recomendado para adultos – consumo de baixo risco – níveis máximos de gramas de álcool
África do Sul	N/D	Homens: máximo 21 unidades/semana Mulheres: máximo 14 unidades/semana Fonte: www.ara.co.za
Alemanha	12 g	Homens: 3 unidades/dia Mulheres: 2 unidades/dia Fonte: www.drinkingandyou.com
Argentina	N/D	Maiores informações: www.vivamosresponsablemente.com
Austrália	10 g	Homens: máximo: 4 doses/dia – 6 drinques por ocasião Mulheres: 2 doses/dia, máximo de 4 doses/dia 1 ou 2 dias sem álcool toda semana Fontes: National Health and Medical Research Council (NHMRC): www.nhmrc.gov.au, Australian Government Department of Health and Ageing: www.alcohol.gov.au e www.drinkwise.com.au
Áustria	10 g	Homens: 24 g/dia – dose perigosa: 60 g/dia Mulheres: 16 g/dia – dose perigosa: 40 g/dia Fonte: Federal Ministry For Labour, Health and Social Affairs: www.bmsg.gv.at
Bélgica	N/D	Não existem recomendações governamentais
Canadá	13,6 g	Homens: 2 unidades/dia, máximo: 14 unidades/semana Mulheres: 2 unidades/dia, máximo: 9 unidades/semana Fonte: Centre for Addiction and Mental Health: www.camh.net e http://www.educalcool.qc.ca
Dinamarca	12 g	Homens: 21 unidades/semana Mulheres: 14 unidades/semana Fontes: National Board of Health: www.sst.dk e www.goda.dk

(continua)

Álcool e suas conseqüências: uma abordagem multiconceitual

TABELA 1 **(CONT.) DIFERENÇAS DA DEFINIÇÃO DE CONSUMO MODERADO DE ÁLCOOL ENTRE OS PAÍSES**

País	Unidade/bebida-padrão	Guia de consumo recomendado para adultos – consumo de baixo risco – níveis máximos de gramas de álcool
Emirados Árabes Unidos	N/D	Não existem recomendações oficiais. Álcool é vendido em hotéis e para visitantes. Residentes expatriados são obrigados a ter permissão para beber. Varejistas podem vender apenas para os que têm permissão para consumo pessoal. Oferecer bebidas aos outros é proibido
Eslovênia	N/D	Homens: 20 g/dia, máximo: 50 g em qualquer ocasião Mulheres: 10 g/dia, máximo: 30 g em qualquer ocasião Fonte: Institute of Public Health
Espanha	10 g	Homens: máximo 40 g/dia Mulheres: máximo 24 g/dia Fontes: Ministry of Health National Plan on Drugs e www.alcoholysociedad.org
EUA	14 g	Homens: 2 doses por dia, máximo: 14 unidades/semana Mulheres: 1 dose/dia, máximo: 7 unidades/semana Fontes: Departamento de Agricultura e Departamento de Saúde e Serviços Humanos, www.healthierus.gov/dietaryguidelines e www.whatisadrink.com
Finlândia	11 g	Homens: 15 unidades/semana Mulheres: 10 unidades/semana Fonte: www.alko.fi
França	10 g	Homens: 3 unidades/dia Mulheres: 2 unidades/dia Fontes: WHO International Guidelines Cited by the Health Ministry: www.2340.fr
Grécia	10 g	Homens: 3 unidades/dia Mulheres: 2 unidades/dia Fonte: Ministry of Health
Holanda	10 g	Homens: 4 unidades/dia Mulheres: 2 unidades/dia Fontes: www.stiva.nl e www.alcoholinfo.nl
Hong Kong	Definido como uma dose	Homens: 3 unidades/dia, máximo: 21 unidades/semana Mulheres: 2 a 3 unidades/dia, máximo: 14 unidades/semana Fonte: Department of Health and Social Security

(continua)

Principais conseqüências em longo prazo...

TABELA 1 (CONT.) DIFERENÇAS DA DEFINIÇÃO DE CONSUMO MODERADO DE ÁLCOOL ENTRE OS PAÍSES

País	Unidade/ bebida-padrão	Guia de consumo recomendado para adultos – consumo de baixo risco – níveis máximos de gramas de álcool
Hungria	N/D	Informações para beber responsavelmente: www.hafrac.com
Indonésia	N/D	O National Dietary Guidelines recomenda: evite consumir bebidas alcoólicas O Ministry of Health National Dietary Guidelines recomenda: evite consumir bebidas alcoólicas
Irlanda	10 g	Homens: 21 unidades/semana Mulheres: 14 unidades/semana Fonte: www.drinkaware.ie
Islândia	N/D	Mulheres grávidas ou amamentando são recomendadas a se abster Fonte: Alcohol and Drug Abuse Prevention Council
Itália	12 g	Homens: 2 a 3 unidades/dia Mulheres: 1 a 2 unidades/dia Fonte: Ministry of Health: www.alcol.net
Japão	19,75 g	Homens: 1 a 2 unidades/dia Mulheres: N/D Fonte: Ministry of Heath, Labour and Welfare
Luxemburgo		O consumo moderado é recomendado sem quantidade definida
Malta	N/D	Normas para beber com responsabilidade: www.thesensegrouponline.org
México		Conselho de como beber com responsabilidade: www.alcoholinformate.org.mx
Noruega	N/D	Visitar: www.alkokutt.no
Nova Zelândia	10 g	Homens: 3 unidades/dia, máximo: 21 unidades/semana Mulheres: 2 unidades/dia, máximo: 14 unidades/semana
Polônia	10 g	Homens: 2 unidades/dia Mulheres: 1 unidade/dia Recomenda-se dois dias por semana sem álcool Fonte: Parpa: www.parpa.pl
Portugal	14 g	Homens: 2 a 3 unidades /dia Mulheres: 1 a 2 unidades/dia Fonte: Conselho Nacional de Alimentação e Nutrição

(continua)

Álcool e suas conseqüências: uma abordagem multiconceitual

TABELA 1 (CONT.) DIFERENÇAS DA DEFINIÇÃO DE CONSUMO MODERADO DE ÁLCOOL ENTRE OS PAÍSES

País	Unidade/ bebida-padrão	Guia de consumo recomendado para adultos – consumo de baixo risco – níveis máximos de gramas de álcool
Reino Unido	8 g	Homens: 4 a 8 unidades/dia, máximo: 21 unidades/semana Mulheres: 2 a 3 unidades/dia, máximo: 14 unidades/semana Fontes: Departament of Heath: www.units.nhs.uk e www.drinkingandyou.com
República Tcheca	N/D	Homens: 24 g/dia Mulheres: 16 g/dia Fontes: National Institute of Public Health: www.szu.cz e www.forum-psr.cz
Romênia	N/D	Homens: 32,4 g de cerveja ou 20,7 g de vinho/dia Mulheres: 32,5 g de cerveja ou 20,7 g de vinho/dia Fonte: Ministry of Health
Singapura	N/D	O limite de álcool não deve ser maior que 2 doses-padrão por dia (cerca de 30 g de álcool) Fonte: Ministry of Health National Dietary Guidelines
Suécia	N/D	Homens: máximo 20 g/dia Mulheres: máximo 20 g/dia Fonte: Swedish Research Council: www.vr.se
Suíça	10 a 12 g	Homens: 2 unidades/dia Mulheres: 2 unidades/dia Fonte: Swiss Federal Comission For Alcohol Problems
Tailândia	N/D	Evitar ou reduzir o consumo de bebidas alcoólicas Fonte: Ministry of Public Health
Taiwan	N/D	Bebendo responsavelmente Fonte: www.tbaf.org.tw

Fonte: Drinking & You.[10]

N/D = não-determinado.

DEFINIÇÃO DE USO MODERADO DE ÁLCOOL NO BRASIL

No Brasil, não existe uma definição sobre uso moderado. Os levantamentos estatísticos sobre o consumo de álcool (I e II Levantamentos Domiciliares sobre o Uso de Drogas Psicotrópicas) realizados com a população das 108 maiores cidades brasileiras compostas por mais de 200 mil habitantes[11,12] e com populações específicas, como estudantes de ensino fundamental e médio, crianças e adolescentes de rua[13,14] têm feito referência apenas à prevalência do uso de álcool (uso na vida, no mês, no ano), não mencionando seu padrão de consumo.

O I Levantamento Nacional sobre os Padrões de Consumo de Álcool na População Brasileira[15], entre seus tópicos de estudo, analisou quanto e como bebe o brasileiro adulto. Ao integrar as variáveis de freqüência e quantidade de uso, foram identificadas categorias sobre a intensidade do beber do brasileiro (bebedor freqüente pesado, bebedor freqüente, bebedor menos freqüente, bebedor não-freqüente e abstêmio), não sendo mencionado nem identificado nas categorias propostas o uso moderado.

Já um levantamento epidemiológico realizado no estado de São Paulo, adotando uma amostra representativa de diferentes faixas etárias, condições socioeconômicas e escolaridade (parte integrante do GENACIS – *Alcohol, Gender and Drinking Problems: Perspective from low and middle income countries*, estudo da OMS), foi uma das poucas pesquisas brasileiras que definiu e investigou, em semelhança aos moldes internacionais, o termo uso moderado. Esse estudo definiu como uso moderado o consumo de, pelo menos, três doses alcoólicas, por ocasião, em uma base semanal ou nos últimos 12 meses. Independentemente de sua definição, sua prevalência foi muito baixa, correspondendo a 7% da amostra estudada.[16]

Em linhas gerais, o que se percebe é que, embora o termo *uso moderado* ou *moderação de uso* seja freqüentemente empregado, principalmente em anúncios publicitários sobre bebidas alcoólicas, não existe uma definição exata e nacional, a respeito geralmente seguindo-se as recomendações propostas pela OMS e pelo NIAAA.

OPINIÃO PÚBLICA SOBRE USO MODERADO DE ÁLCOOL NO BRASIL E NO MUNDO

A falta de uma padronização internacional sobre uso moderado tem sido refletida na comunidade geral, ou seja, publicamente, sua compreensão é difícil. Em posse de informações conflitantes e até equivocadas, há chances de a comunidade assumir um comportamento de beber de risco, expondo-se a implicações negativas de relevância, de impacto em curto, médio ou longo prazos. Assim, conforme um levantamento canadense, 57% dos indivíduos entrevistados consideravam que o consumo moderado seria necessariamente benéfico à saúde.[17] Já uma pesquisa norte-americana, devotada ao estudo da opinião pública sobre o uso moderado de álcool, apontou que este tem sido associado à falsa idéia de "controle", isto é, ao estado em que ainda não se está embriagado e à ausência de conseqüências negativas em curto prazo, variando conforme o tipo de bebida e o *setting* ou contexto de uso. Outros estudos, ainda, demonstravam que a opinião pública considerava que o consumo moderado não existia ou que era igual entre homens e mulheres.[18]

Ainda, de forma geral, o ponto de vista benéfico sobre o uso moderado tem sido mais prevalente entre homens de faixa etária superior a 45 anos, bebedores freqüentes, que poderiam buscar, nesse ponto de vista, um estímulo ou a justificativa do consumo.[17]

No Brasil, embora não exista um estudo que trate, diretamente, a percepção popular sobre o uso moderado, 80% das pessoas aceitam o uso social e semanal de 1 a 2 doses de álcool – opinião especialmente comum entre jovens de 18 a 34 anos de idade e do sexo masculino. Essa aceitação é ainda mais ressaltada ao se considerar que 93,5% da população brasileira julga o uso diário de álcool como um risco grave à saúde.[12]

Em conjunto, esses dados apontam que há a necessidade de os órgãos públicos competentes definirem e comunicarem à população, de forma objetiva, clara e transparente, o que é uso moderado, minimizando confusões e, conseqüentemente, os riscos e malefícios associados a esse consumo.

DO USO MODERADO AO ABUSO/DEPENDÊNCIA

Inicialmente, o consumo de álcool pode ser realizado a fim de se relaxar e diminuir o estresse e a ansiedade, principalmente em situações sociais de lazer e entretenimento. O relatório do NIAAA alerta que pessoas que não bebem ou que fazem uso moderado de álcool podem se tornar alcoolistas caso aumentem o consumo de bebidas alcoólicas. Uma estimativa baixa prevê que 5 a 7% das pessoas que não consomem álcool ou que fazem uso esporádico podem ter problemas decorrentes do uso do álcool.[8]

No Brasil, 52% dos brasileiros bebem, enquanto os 48% restantes são abstêmios, ou seja, nunca beberam ou fazem o consumo menos de uma vez ao ano. Quanto às conseqüências associadas ao consumo, 12% da população brasileira relatou já ter sofrido problema associado, entre os quais 3% fizeram uso nocivo e 9% eram dependentes de álcool, especialmente os homens – diferença que chega a ser quatro vezes maior que a prevalência detectada entre as mulheres.[15]

Mais detalhadamente, cerca de 30 milhões de brasileiros já tiveram, pelo menos, um problema relacionado ao uso de álcool durante a vida. A prevalência de bebedores com problemas parece diminuir com a idade, passando de 53%, entre os 18 e 24 anos, para 35%, no grupo com idade superior a 60 anos. Entre os problemas mencionados, os de caráter físico são os mais comuns, seguidos por conflitos familiares e sociais (com algum episódio de violência), problemas de trabalho, problemas de cunho legal, entre outros.[15]

Uma vez desenvolvido o padrão nocivo de consumo, este pode seguir percursos diferentes, ou seja, os bebedores tanto podem se manter, durante décadas, sem desenvolver dependência, como podem retornar a um padrão de ingestão sem problemas. Esta última situação, porém, é mais rara, especialmente à medida que o grau de severidade do consumo aumenta.[19]

No que se refere à resposta terapêutica, sua prevalência é muito baixa, sendo que apenas 1% dos pacientes que reconheceram desenvolver hábitos alcoólicos problemáticos procura ajuda e tem chances de ser bem avaliados, diagnosticados e motivados para tratamento, alcançando, assim, o estado de abstinência. Contudo, independentemente de todos os perfis possíveis de pacientes, ainda se acredita na "lei do terço", ou seja, que no tratamento de alcoolistas, 1/3 se recupera, 1/3 não apresenta alteração significativa e 1/3 piora.[19]

Somado à baixa resposta terapêutica, testemunha-se que o consumo de álcool tem iniciado cada vez mais cedo, tornando os adolescentes e jovens adultos mais precocemente vulneráveis aos problemas e às conseqüências associadas a esse consumo. No Brasil, aos 13,9 anos de idade, os adolescentes relatam já ter experimentado álcool e que o consumo regular teve início aos 14,6 anos.[15] Em levantamento estatístico brasileiro realizado com 48.155 estudantes de ensino fundamental e médio,

65,2% dos entrevistados relataram já ter feito uso de álcool, sendo que a prevalência foi significativa entre os respondentes de faixa etária entre 13 e 15 anos (61,7%). Além disso, 11,7% dos adolescentes relatam fazer consumo freqüente e 6,7% de forma pesada, ou seja, consumiram álcool vinte ou mais vezes *no último mês.*[13]

Além de o uso precoce de álcool facilitar o desenvolvimento do uso abusivo e de dependência, os menores de idade que bebem tendem a se expor a situações de risco, como iniciação precoce da vida sexual, prática de sexo sem preservativo, existência de múltiplos parceiros sexuais, gravidez indesejada, embriagar-se alguma vez na vida, experimentar outras drogas, entre outras. Possivelmente esse risco esteja associado à dificuldade de julgamento do risco da situação de risco, havendo influência do álcool, também, na escolha dos pares e dos contextos que as favorecem.[20] Assim, acredita-se que o adiamento da iniciação do uso de álcool possa ser fator de proteção de relevância contra a exposição às situações de risco e, conseqüentemente, aos gastos do sistema de saúde pública com álcool, sugerindo a importância da implementação de programas de prevenção durante a adolescência.

ASSOCIAÇÃO DO USO DE ÁLCOOL A OUTRAS DROGAS

Muitas vezes, o álcool é consumido simultaneamente a outras substâncias psicotrópicas, especialmente tabaco e maconha, embora a associação álcool-medicamentos (analgésicos, estimulantes, sedativos ou tranqüilizantes) seja largamente mencionada, principalmente entre adolescentes e estudantes universitários.[21,22] O European School Survey Project on Alcohol and Other Drugs (ESPAD) é um levantamento que tem investigado esse tipo de associação entre adolescentes, de faixa etária de 15 a 18 anos, oriundos de 39 nações européias.[22]

Um exemplo desse tipo de associação é o consumo simultâneo de álcool e tabaco. Um levantamento norte-americano, conduzido com 1.113 universitários com idade entre 18 e 24 anos, observou que existe uma relação positiva entre esses usos, de modo que qualquer quantidade empregada de tabaco estaria, de alguma maneira, relacionada ao consumo de álcool. Devido ao fato de o uso de tabaco aumentar durante o consumo de bebidas alcoólicas, acredita-se que o álcool estimule esse uso e desvie a atenção do usuário ao seu consumo. Mais que a quantidade, a freqüência do uso de álcool é um forte fator preditor ao consumo de tabaco, aliada ao uso de drogas ilícitas e ao uso recreacional de medicamentos.[23]

Independentemente da substância à qual o álcool esteja associado, esse tipo de consumo é bastante perigoso, pois, além de predispor o usuário a reações tóxicas de relevância, aumenta as chances de desenvolver abuso ou dependência das drogas associadas, prejudicando o funcionamento cognitivo, a capacidade de raciocínio, crítica e julgamento, e predispondo o indivíduo a comportamentos de risco físico, emocional e social.[21,24-26]

PROBLEMAS DE SAÚDE

Os problemas de saúde estão entre as principais conseqüências relacionadas ao uso de álcool, apontado como a causa de mais de 60 tipos de doenças,[4] de desenvolvimento agudo ou crônico, contribuindo com cerca de 4% do total dos casos mundiais de doenças e gerando um custo significativo para o sistema de saúde.[27]

As doenças associadas ao consumo de álcool podem ser agrupadas em três categorias, refletindo a natureza de suas condições e a relação etiológica do consumo de álcool:[7]

- condições de saúde totalmente atribuíveis ao uso de álcool (relação de causalidade de 100%): transtornos neuropsiquiátricos, psicoses alcoólicas, abuso e dependência de álcool, condições fetais, cirrose hepática, entre outras;
- condições crônicas que têm o álcool como fator contribuinte: câncer de boca, de orofaringe e de mama, aborto espontâneo, entre outras;
- condições agudas em que o álcool é fator contribuinte: acidentes automobilísticos, quedas, envenenamento, afogamentos, homicídios, suicídios, entre outras.

A última categoria pode ser subdividida em situações não-intencionais, como acidentes automobilísticos e quedas, e intencionais, como danos auto-infligidos, homicídios e suicídios.[4]

O conjunto das condições fetais ocasionadas pelo consumo de álcool durante a gestação é denominado Espectro de Distúrbios Alcoólicos Fetais. Entre esses distúrbios, o mais comumente citado é a Síndrome Alcoólica Fetal (SAF).

Mais especificamente, o consumo de álcool tem sido especialmente prejudicial em situações de câncer, doenças hepáticas e gestação, descritas a seguir.

CÂNCER

Mundialmente, o consumo de álcool é responsável pela incidência de 5,2% dos casos de câncer entre homens e 1,7% entre as mulheres, relação que necessita de longo prazo para se desenvolver.[28] Especialmente entre as mulheres, estima-se que 60% da incidência de câncer associada ao uso de álcool tenha incidido na forma de câncer de mama.[29]

Uma forte associação do uso de álcool à incidência de câncer no trato digestivo superior (cavidade oral, faringe, esôfago e laringe) tem sido evidenciada, mas a magnitude da relação quanto à incidência de câncer de reto, cólon e fígado ainda é controversa.[30]

Embora o consumo de álcool esteja relacionado a uma parcela considerável dos casos positivos para câncer, pouco se sabe sobre a real importância do uso moderado e sua relação de causalidade com câncer. A mudança de padrão de consumo, de pesado a moderado, pouco influencia em seu desenvolvimento, mas, por outro lado, se os abstêmios assumissem um uso moderado de álcool, a incidência de câncer aumentaria de forma desmedida.[31]

A relação entre o padrão de uso moderado de álcool e a incidência de câncer, assim como sua relação causal, também permanece controversa, sendo necessários mais estudos para seu completo esclarecimento.

DOENÇAS HEPÁTICAS

O abuso de álcool é a primeira causa de morte por doenças hepáticas nos Estados Unidos, sendo que 40 a 90% são devidas à cirrose hepática.[8] Tem sido descrita uma relação linear entre a quantidade consumida de álcool (e o histórico de seu uso) e a incidência de doenças hepáticas.

Entre os padrões de consumo, o uso moderado de álcool não tem qualquer benefício sobre a doença hepática, podendo causá-la em indivíduos suscetíveis.[32] Assim, apesar de ainda não se saber ao certo o nível de dosagem alcoólica responsável por essas doenças, estudos sugerem que quatorze doses alcoólicas semanais para os homens e sete doses semanais para mulheres já podem levar à ocorrência de doenças hepáticas. Outros estudos, porém, sugerem doses mais altas. O relatório do NIAAA sugere que a cirrose hepática esteja geralmente associada ao consumo de cinco doses de álcool por dia, por um período de, pelo menos, cinco anos.[8]

A presença de outras doenças hepáticas, especialmente hepatite B e C, aumenta significativamente o risco de dano hepático quando combinado ao consumo moderado ou excessivo de álcool.[33] Além disso, associadas ao consumo de álcool, a obesidade e a exposição a drogas e outras substâncias apresentam riscos adicionais ao desenvolvimento de doenças hepáticas.[34]

Em função desses múltiplos fatores interferentes, os níveis seguros de consumo de álcool, em relação às doenças hepáticas, têm variado de forma significativa entre os indivíduos.

GESTAÇÃO

Um levantamento populacional norte-americano apontou que 30,3% de 4.088 mulheres grávidas declararam ter bebido durante a gestação. Dentro desse intervalo, o padrão de consumo que assumiram parece variar conforme suas características sociodemográficas e comportamentais, como faixa etária, nível de escolaridade, classe socioeconômica, etnia, intenção de engravidar, uso de cigarro durante a gestação, uso de álcool pré-gestação e, especialmente, já ter usado álcool no padrão *binge* (definido como mais de quatro doses alcoólicas em uma mesma ocasião de consumo) nos três meses prévios à concepção. Ainda, conforme esses autores, no período pré-gestacional, as gestantes que haviam bebido em *binge* tinham oito vezes mais chances de beber e 36 vezes mais chances de beber em *binge* durante a gravidez.[35]

Além dos fatores destacados, uma pesquisa com gestantes atendidas por um serviço obstétrico da rede municipal conveniada ao Sistema Único de Saúde (SUS), da cidade de Ribeirão Preto/SP, apontou que o consumo exagerado de álcool durante a gestação poderia refletir uma eventual desestrutura ao estado emocional dessas mulheres (p.ex., ansiedade e depressão).[36]

Independentemente dos motivos subjacentes, o consumo de álcool durante a gestação tem efeitos teratogênicos, causando uma série de danos cognitivos, comportamentais e neurológicos. O *continuum* dos déficits decorrentes desse consumo é conhecido como Desordem do Espectro Alcoólico Fetal (DEAF), destacando-se a SAF. Estudos têm apontado que crianças e adolescentes com DEAF apresentam sérias modificações estruturais encefálicas, acarretando déficit do desenvolvimento e da organização saudável do sistema nervoso[37], o que poderia fundamentar a incidência dos déficits cognitivos, emocionais e psiquiátricos comumente relatados.[37,38]

Dentro do espectro de anomalias causadas pelo consumo de álcool durante a gestação, a SAF é bastante característica, sendo evidenciada por danos neurológicos irreversíveis, retardo do crescimento e malformações do corpo, especialmente faciais.

Cognitivamente, crianças expostas ao consumo de álcool durante a gestação são mais impulsivas e apresentam, especificamente, déficits de atenção e de memória mais exacerbados entre as crianças cujas progenitoras fizeram consumo pesado de álcool.[38] Da mesma maneira, esse padrão de consumo de álcool durante a gestação aumenta os riscos de desenvolvimento de doenças psiquiátricas na fase adulta, sejam transtornos de personalidade ou transtornos relacionados ao uso de álcool ou de outras substâncias.[39,40]

Apesar de ser reconhecido que o consumo de álcool tem efeitos maléficos ao feto, ainda não se sabe ao certo a dosagem mínima que acarreta esse tipo de problema. Acredita-se que a SAF, p.ex., possa acometer qualquer população, mesmo que na vigência do consumo moderado ou de pequenas quantidades de álcool durante o período gestacional.[41] Outra pesquisa que investigou 501 mulheres, cujos filhos apresentavam comportamentos inadequados, apontou que apenas uma dose semanal de álcool já seria suficiente para ocasionar uma alteração comportamental na infância. Ainda, conforme essa pesquisa, as crianças expostas ao álcool apresentaram, em relação às não-expostas, um risco 3,2 vezes maior de serem agressivas.[42]

Embora muitas pesquisas estejam em desenvolvimento, ainda não se concluiu sobre a existência de uma quantidade de álcool que possa ser consumida seguramente durante a gestação. Portanto, como não há limites seguros, considera-se que uma gestação será plenamente segura apenas se estiver livre de álcool, de modo que se sugere que mulheres grávidas mantenham-se abstêmias.

Para que essa sugestão seja atendida, é importante que as autoridades públicas possam investir em medidas de prevenção que identifiquem e reduzam a exposição ao álcool durante a gestação. Outras possíveis medidas são aconselhar mulheres sexualmente ativas e em idade gestacional sobre o uso de métodos contraceptivos confiáveis, planejar a gravidez e interromper o consumo de álcool antes de engravidar.

BENEFÍCIOS ASSOCIADOS

Desde o início da década de 1990, inúmeros estudos científicos, sejam epidemiológicos, prospectivos e caso-controle, de intervenção clínica ou baseados em modelos experimentais, têm mencionado a relação entre o uso moderado de álcool e a incidência e progressão de doenças crônicas, nas quais o sexo, o tipo de bebida e as varíaveis de confusão (sociais e demográficas) devem ser considerados.

Assim, o consumo moderado de álcool tem sido associado a uma diminuição da taxa de mortalidade geral, o que sugere um possível efeito benéfico desse uso sobre a saúde.[43,44] Muitos autores que centram seus esforços à compreensão dos efeitos do uso moderado de álcool sobre a saúde descrevem essa relação graficamente por uma curva em "J"[43,45,46], de modo que os benefícios do uso de álcool (nesse caso, a diminuição da taxa de mortalidade) são possíveis até certo ponto, a partir do qual passa a ser prejudicial.

O efeito benéfico do uso moderado de álcool sobre a incidência e/ou o desenvolvimento de algumas doenças, especialmente em relação a algumas doenças cardiovasculares, será descrito a seguir.

DOENÇAS CARDIOVASCULARES

Há uma disparidade a respeito da contribuição do uso de álcool ao desenvolvimento de eventos cardiovasculares, especialmente por beber de leve a moderado ter efeitos favoráveis, enquanto efeitos desfavoráveis são atribuídos ao beber pesado. No que se refere ao uso moderado, Klatsky et al.[47] foram os primeiros a sugerir a existência de uma associação inversa entre esse uso e o risco de desenvolvimento de eventos cardiovasculares, graficamente ilustrada por uma curva em "U" ou "J".[45]

Embora essa associação esteja clara ao desenvolvimento de doenças coronarianas, a relação com o desenvolvimento de outros eventos cardiovasculares e não-coronarianos (como cardiomiopatia, hipertensão, arritmia, derrame cerebrovascular hemorrágico e isquêmico e insuficiência cardíaca congestiva) ainda é controversa, parecendo diferir conforme o tipo de evento.

Recentemente, uma revisão a respeito dos efeitos do consumo de álcool sobre a incidência de eventos cardiovasculares apontou à disparidade de ação[6], brevemente mencionada a seguir e separada conforme o tipo de evento cardiovascular.

CARDIOMIOPATIA

É um termo que faz referência à doença do músculo estriado cardíaco. O tipo mais comum é a cardiomiopatia dilatada, na qual há aumento da dimensão do coração e diminuição de sua força propulsora. Acredita-se que o uso crônico e pesado de álcool possa causar essa doença, embora padrões mais leves de consumo também possam fazê-lo, principalmente quando associados a co-fatores como deficiência da tiamina (vitamina B1), a fatores genéticos e a infecções virais.

HIPERTENSÃO

Embora um mecanismo biológico preciso não tenha sido proposto para a influência do álcool, o uso pesado tem aumentado o risco de desenvolver hipertensão, independentemente de fatores nutricionais – relação que não tem sido encontrada entre usuários leves e moderados de álcool. Além disso, o uso pesado interfere no tratamento medicamentoso, enquanto a moderação ou a abstinência facilitam os resultados de intervenções não-farmacológicas destinadas à diminuição da pressão arterial (p.ex., redução de peso, realização de exercícios físicos e restrição do uso de sal). Em linhas gerais, alguns estudos têm sugerido uma relação gráfica, em forma de "J", para identificar a interferência do uso de álcool sobre a pressão arterial, na qual bebedores leves têm redução modesta de pressão arterial.[48]

ARRITMIA

O risco de desenvolver arritmia é maior entre usuários pesados de álcool, não sendo observado entre usuários leves e moderados. Possivelmente, esse aumento ocorra devido aos danos no miocárdio, aos efeitos do álcool sobre os reflexos vagais, à condução do impulso nervoso e do tempo refratário e às possíveis influências sobre o papel das catecolaminas e do acetaldeído.

Uma das arritmias já bastante conhecida é a síndrome Holiday Heart, decorrente do abuso agudo de álcool.

DERRAME CEREBROVASCULAR

Vários estudos têm sugerido que o uso pesado de álcool, como beber em *binge*, está associado ao aumento do risco de incidência de derrame cerebrovascular. No entanto, poucas pesquisas têm diferenciado a interferência do álcool de acordo com o tipo de derrame, ou seja, se hemorrágico (pela ruptura de vasos sanguíneos) ou isquêmico (pela oclusão).

Outros estudos, ainda, apontam que usuários pesados estariam mais propensos a desenvolver derrame hemorrágico, embora o efeito do uso de álcool sobre o risco de derrame isquêmico ainda não esteja totalmente esclarecido.

DOENÇAS CORONARIANAS

Estudos epidemiológicos têm demonstrado redução de mortalidade por infarto agudo do miocárdio e doenças coronarianas entre bebedores moderados, apontando o efeito cardioprotetor do álcool em que o tipo de bebida é fator relevante. Embora esse efeito tenha sido observado nos tipos mais comuns de bebida (vinho, cerveja e destilados), parece ser mais expressivo entre os bebedores de vinho e menos entre os bebedores de destilados, não havendo diferença significativa entre os vinhos tinto e branco. Além disso, os efeitos benéficos do álcool são influenciados pelo padrão de uso e pelas características pessoais do bebedor.

INSUFICIÊNCIA CARDÍACA

Trata-se de uma síndrome funcionalmente descrita como a situação em que o funcionamento cardíaco é inadequado para o atendimento das reais necessidades do corpo, gerando o quadro clínico correspondente à insuficiência cardíaca congestiva, que pode se complicar devido ao desenvolvimento de edema agudo de pulmão e de choque cardiogênico. Nessa situação, o padrão mais comum é o da cardiomiopatia dilatada.

O risco ao acontecimento de insuficência cardíaca está aumentado entre usuários pesados de álcool. Além de diminuir a incidência de doenças cardiovasculares, há evidências científicas de que o consumo moderado pode reduzir o risco de sua progressão entre indivíduos que já as possuam, como pacientes com doenças coronarianas. Assim, comparado a indivíduos abstêmios, o uso leve a moderado de álcool parece reduzir o risco de ocorrência de eventos cardiovasculares em sujeitos com hipertensão, diabete e outras doenças cardíacas.[49,50]

Os efeitos benéficos do consumo moderado de álcool estendem-se a outras condições, como diabete tipo II e funcionamento cognitivo.

DIABETE TIPO II

Atualmente, tem-se testemunhado uma epidemia mundial de obesidade e de diabete melito, cujos principais fatores subjacentes são a ingestão exagerada de alimentos e a inatividade física.

Embora o beber pesado esteja associado a altos níveis de glicemia e pouca obediência no controle do diabete, o beber moderado tem sido associado a menor risco de desenvolvimento do diabete, com efeitos benéficos sobre o metabolismo da glicose e os níveis de insulina. Assim, uma metanálise de 15 estudos coorte apontou à existência de uma relação, graficamente representada por uma curva em "U", entre o consumo de álcool e o desenvolvimento do diabete tipo II, com 30 a 40% desse redução do risco para consumidores de 1 a 2 doses diárias de álcool, quando comparados a indivíduos abstêmios, tanto homens quanto mulheres.[44,49]

O uso moderado apresenta os efeitos mais favoráveis e o tipo de bebida alcoólica parece ter pouca importância sobre esse risco.[51] Os mecanismos exatos de ação do consumo moderado de álcool sobre o diabete tipo II não estão totalmente esclarecidos, mas possivelmente devido ao aumento da sensibilidade celular à insulina[52] ou devido à diminuição da intolerância à glicose – constatações que ainda precisam ser esclarecidas.

FUNCIONAMENTO COGNITIVO

O uso abusivo e prolongado de álcool está associado à ocorrência de demências.

A demência é a desordem mais comum que afeta o idoso, sendo o sexo, o nível de escolaridade, a dieta e os fatores vasculares como fatores de risco relevantes. Os dois tipos mais comuns de demência na população ocidental são o Alzheimer e a demência vascular.

Especificamente quanto ao efeito do álcool sobre o funcionamento cognitivo do bebedor, estudos prospectivos têm apontado para uma associação entre o uso moderado de álcool e a diminuição do risco de desenvolvimento de demência[53,54] em relação ao risco inerente entre não-bebedores ou abstêmios. Além disso, considerada a influência do sexo, o risco parece ser menor entre os homens ainda que seja ingerida quantidade igual de álcool.[55] Todavia, a influência do gênero sobre o funcionamento cognitivo ainda é controversa, já que há estudos afirmando exatamente o contrário.[56,57] Assim, uma pesquisa que contou com a avaliação da função mental de 12.480 mulheres, com idade entre 70 e 81 anos, que consumiam até 15 g diários de álcool, mostrou que essas mulheres apresentaram melhor desempenho na avaliação cognitiva que as abstêmias e mantiveram melhor desempenho mesmo dois anos após a primeira avaliação.[56]

Quanto ao tipo de bebida, o consumo de vinho diminui o risco de demência, enquanto o uso de cerveja e destilados parece aumentá-lo – relação que permanece controversa.[58] Os mecanismos da influência do álcool sobre o risco de demência parecem ser secundários à diminuição dos fatores de risco para doenças cardiovasculares, à possível melhora da neurotransmissão colinérgica na região referente ao hipocampo, ao efeito antioxidante inerente ao álcool, entre outros.[59]

FATORES CARDIOPROTETORES

As propriedades cardioprotetoras do uso moderado têm sido continuamente estudadas.[44] Em modelos experimentais, distintos mecanismos biológicos têm sido sugeridos e descritos para explicar os efeitos benéficos do álcool, entre os quais se destacam as mudanças do perfil plasmático de lipídeos, especialmente relacionado ao aumento do nível da lipoproteína de alta densidade (HDL) e seus subtipos.

Esses resultados têm sido corroborados por estudos analisando os fatores cardioprotetores sobre a incidência de doenças coronarianas, destacando-se diferentes mecanismos, como:

- aumento do nível do HDL plasmático, especialmente dos subtipos HDL_2 e HDL_3, que possibilitariam a redução do acúmulo de colesterol nas paredes dos vasos sanguíneos e a diminuição da oxidação da LDL (lipoproteína de baixa densidade);
- diminuição dos mecanismos de coagulação sanguínea;
- redução do estresse ou efeitos ansiolíticos.[5,6]

Contudo, a ação conjunta de mudanças de funções vasculares, miocárdicas, hemostáticas e endoteliais parece contribuir para a redução do risco global da incidência de eventos cardiovasculares, incluindo diminuição da agregação plaquetária, fibrinólise, inflamação e uma série de outros fatores.[60]

A ação do uso leve a moderado de álcool, porém, sobre determinado evento cardiovascular pode ser mediada por outro efeito. Um bom exemplo disso é que o efeito do consumo de álcool sobre a pressão arterial, em especial a hipertensão, acaba por controlar um dos fatores de risco de maior relevância na incidência de doenças cardiovasculares.

INTERFERÊNCIA DO TIPO DE BEBIDA

É importante notar que o efeito benéfico do consumo moderado de álcool sobre a saúde, especialmente sobre a incidência de doenças cardiovasculares, não é generalizado, variando conforme o tipo de bebida.

Uma das primeiras investigações a respeito desse tema sugeria que a incidência de doenças coronarianas era menos prevalente entre países tradicionalmente consumidores de vinho que entre aqueles que consumiam cerveja ou destilados.[61] Atualmente, porém, o efeito cardioprotetor do uso moderado de vinho é notável e cientificamente comprovado, enquanto o efeito do uso de cerveja e destilados ainda permanece controverso, de modo que ainda é difícil alcançar um consenso.[62,63]

Mais que o efeito da bebida *per se*, sugere-se que o padrão de consumo de álcool e o estilo de vida do bebedor sejam os reais interferentes dos efeitos cardiovasculares.

Embora se acredite no efeito cardioprotetor do vinho, estudos têm apontado à relevância de seus componentes não-alcoólicos, como componentes fenólicos antioxidantes e as substâncias antitrombóticas.[64-68] Já diferenças quanto à influência do tipo de vinho, ou seja, se tinto ou branco, não têm sido relatadas, de modo que os efeitos cardiovasculares são semelhantes entre os bebedores exclusivos de vinho tinto, branco, ambos ou outros.[69]

VARIÁVEIS DE CONFUSÃO

Embora os riscos e benefícios associados ao uso moderado de álcool existam, é importante considerar que podem ser marcadores de um comportamento psicossocial mais amplo, ou seja, os achados podem ser devidos a fatores interferentes e não estão necessariamente associados ao consumo de álcool *per se*, sugerindo-se que seus efeitos não sejam vistos isoladamente, mas como parte de um contexto social, cultural ou do estilo de vida do bebedor.

Esses fatores interferentes são comumente referidos como *counfounder factors* ou variáveis de confusão[70,71] e variam conforme as características do consumo de álcool ou das variáveis biológicas do bebedor. Assim, no que se refere ao consumo, os efeitos benéficos do álcool podem sofrer interferência da composição da bebida (p.ex., o vinho tem substâncias polifenólicas que podem mascarar o efeito do etanol) e de seu padrão de uso (quantidade e freqüência). Já quanto às características do usuário, a real interferência de álcool varia conforme seu gênero, nível educacional, condição socioeconômica, condição geral de saúde, funcionamento cognitivo geral, inteligência (QI), co-morbidades psiquiátricas, estilo de vida, dieta, entre outros.

Entre esses fatores, especificamente quanto ao estilo de vida, os consumidores de vinho têm dieta alimentar mais saudável que os de cerveja e destilados, ou seja, compram azeitonas, vegetais e produtos com menor teor de gordura mais freqüentemente[71], o que poderia explicar ou potencializar os efeitos benéficos do álcool sobre sua saúde. Assim, seria possível admitir que o consumo moderado de álcool, associado a uma dieta saudável, teria efeitos melhores que beber em combinação com uma dieta pouco saudável. Além disso, o consumo de álcool altera a ingestão e o metabolismo de ácidos graxos essenciais à dieta, desregulando a homeostase do organismo.[72,73] Em vista disso, ainda não se sabe se é o uso de álcool propriamente dito ou se é o usuário e seu estilo de vida que influenciam os riscos de doença associadas ao álcool.

CONSIDERAÇÕES FINAIS

Em linhas gerais, embora o uso pesado de álcool tenha impactado negativamente a saúde pública, evidências apontam para os benefícios associados ao seu uso moderado, especialmente sobre os eventos cardiovasculares. Todavia, deve-se ter cautela quanto a essa relação, uma vez que há muitas dificuldades em se estimar os reais efeitos advindos do consumo moderado de álcool, como a tendência dos entrevistados de subestimar seu consumo. Assim, generalizações desnecessárias e perigosas devem ser evitadas.

É importante lembrar que os efeitos do álcool sobre a saúde dependem, antes de tudo, do histórico médico e de riscos individuais do bebedor. Uma vez que os médicos e outros profissionais de saúde são instrumentos especiais à conscientização e à mudança de hábitos individuais, é preciso que estejam suficientemente informados e atualizados sobre os reais efeitos do álcool para que atuem como multiplicadores do conhecimento entre seus pacientes. A participação da mídia nesse processo de conscientização também é fundamental.

Informações seguras sobre os efeitos do consumo moderado ainda são escassas, sobretudo em função da falta de padronização sobre sua definição. São necessárias mais pesquisas para a compreensão da real relação entre o padrão de consumo de álcool e os efeitos associados, a fim de que recomendações cientificamente fundamentadas e seguras sejam transmitidas a quem bebe. Essas informações devem ser aplicadas especificamente às condições em que foram originadas, ou seja, a determinado grupo, cultura ou país, evitando-se generalizações imprudentes. Além disso, espera-se que as autoridades públicas de saúde, ao pretenderem reduzir o uso nocivo de álcool, transmitam, objetiva e claramente, os possíveis benefícios induzidos pelo uso moderado, estimulando práticas saudáveis de consumo.

Em vista dessa falta de consenso e da generalização da informação, sugerem-se algumas recomendações gerais, entre elas:

- o risco geral de saúde de um bebedor pesado poderia ser reduzido pela redução do consumo ou pela abstinência;
- em função do desconhecimento do risco de progressão ao beber pesado, abstêmios não deveriam ser indiscriminadamente aconselhados a beber;
- a maioria das pessoas que bebem leve ou moderadamente não deveria mudar seus hábitos de beber, exceto em circunstâncias especiais.

REFERÊNCIAS BIBLIOGRÁFICAS

1. United Nations Office for Drug Control and Crime Prevention – UNODCCP. World drug report 2007. Disponível em: www.unodc.org/unodc/en/data-and-analysis/WDR-2007.html.

2. World Health Organization – WHO. Global status report on alcohol. Genebra: WHO, 2004.

3. Meloni JN, Laranjeira R. The social and health burden of alcohol abuse. Rev Bras Psiquiatr 2004; Suppl 1:S7-10.

4. Rehm J, Chisholm D, Room R, Lopez AD. Alcohol. Disease control priorities in developing countries. 2.ed. New York: Oxford University Press, 2006.

5. Elisson RC, Martinic M. The harms and benefits of moderate drinking: summary of findings of an international symposium. Disponível em: www.AnnalsofEpidemiology.org/issues.

6. Klatsky AL. Alcohol, cardiovascular diseases and diabete mellitus. Pharmacol Res 2007; 55(3):237-47.

7. Rehm J, Gmel G, Sempos CT, Trevisan M. Alcohol-related morbidity and mortality. Alcohol Res Health 2003; 27(1):39-51.

8. Gunzerath L, Faden V, Zakhari S, Warren K. National institute on alcohol abuse and alcoholism report on moderate drinking. Alcoholism: Clinical and Experimental Research 2004; 28(6):829-47.

9. World Health Organization – WHO. Mental disorder in primary care: alcohol use disorders. 1998. Disponível em: www.who.int/msa/mnh/ems/primacare/edukit/wepalc.pdf.

10. Drinking & You. Consumer sites about sensible drinking, national government guidelines and your health for the United Kingdom, United States of America, Canada, France, Espana and Deutschland. Disponível em: www.drinkingandyou.com.

11. Carlini EA, Galduróz JCF, Noto AR, Nappo AS. I Levantamento domiciliar sobre o uso de drogas psicotrópicas no Brasil. São Paulo: Cebrid e Senad, 2002.

12. Centro Brasileiro de Informações sobre Drogas Psicotrópicas – Cebrid. II Levantamento domiciliar sobre o uso de drogas psicotrópicas no Brasil: estudo envolvendo as 108 maiores cidades do país. São Paulo: Cebrid e Senad, 2007.

13. Galduróz JC, Noto AR, Nappo SA, Carlini EA. Trends in drug use among students in Brazil: analysis of four surveys in 1987, 1989, 1993 and 1997. Braz J Med Biol Research 2005; 37(4):523-31.

14. Noto AR, Galduróz JCF, Nappo AS, Fonseca AM, Carlini CMA, Moura YG et al. Levantamento nacional sobre o uso de drogas entre crianças e adolescentes em situação de rua nas 27 capitais brasileiras. São Paulo: Cebrid e Senad, 2003.

15. Laranjeira R, Pinsky I, Zaleski M. Caetano R. I Levantamento nacional sobre os padrões de consumo de álcool na população brasileira. São Paulo: Uniad e Senad, 2007.

16. Kerr-Corrêa F, Hegedus AM, Trinca LA, Tucci AM, Kerr-Pontes, LRS, Sanches AF et al. Differences in drinking patterns between men and women in Brazil. In:

Obot IS, Room R. GENACIS – alcohol, gender and drinking problems: perspectives from low and middle income countries. Genebra: WHO, 2005.

17. Ogborne AC, Smart RG. Public opinion on the health benefits of moderate drinking: results from a Canadian National Population Health Survey. Addiction 96(4): 641-9, 2001.

18. Green CA, Polen MR, Janoff SL, Castleton DK, Perrin NA. Not getting tanked: definitions of moderate drinking and their health implications. Drug Alcohol Depend 2007; 86(2-3):265-73.

19. Ramos SP, Woitowitz AB. Da cervejinha com os amigos à dependência de álcool: uma síntese do que sabemos sobre esse percurso. Rev Bras Psiquiatr 2004; 26 (1):18-22.

20. Stueve A, O'Donnell LN. Early alcohol initiation and subsequent sexual and alcohol risk behaviors among urban youth. Am J Public Health 2005; 95(5):887-93.

21. McCabe SE, Cranford JA, Morales M, Young A. Simultaneous and concurrent polydrug use of alcohol and prescription drugs: prevalence, correlates, and consequences. J Stud Alcohol 2006; 67(4):529-37.

22. Andersson B, Hibell B, Beck F, Choquet M, Kokkevi A, Fotiou A et al. Alcohol and drug use among European 17-18 year old students –– Data from the ESPAD Project: the Swedish Council for Information on Alcohol and Other Drugs (CAN), Council of Europe, Co-operation group to Combat Drug Abuse and Illicit Trafficking in Drugs (Pompidou Group). Stockholm: Sweeden, 2007.

23. Reed MB, Wang, R, Shillington, AM, Clapp, JD, Lange, JE. The relationship between alcohol use and cigarette smoking in a sample of undergraduate college students. Addict Behav 2007; 32: 449-64.

24. Pennings JM, Leccese AP, Wolff FA. Effects of concurrent use of alcohol and cocaine. Addiction 2002; 97: 773-83.

25. Medina KL, Shear PK, Schafer J. Memory functioning in polysubstance dependent women. Drug Alcohol Depend 2006; 84: 248-55.

26. Midanik LT, Tam TW, Weisner C. Concurrent and simultaneous drug and alcohol use: results of the 2000 national alcohol survey. Drug Alcohol Depend 2007; 90(1):72-80.

27. Nalpas B, Combescure C, Pierre B, Ledent T, Gillet C, Playoust D et al. Financial costs of alcoholism treatment programs: a longitudinal and comparative evaluation among four specialized centers. Alcoholism: Clinical & Experimental Research 2003; 27(1):51-6.

28. Leinoe EB, Hoffmann MH, Kjaersgaard E, Nielsen JD, Bergmann OJ, Klausen TW et al. Prediction of haemorrhage in the early stage of acute myeloid leukaemia by flow cytometric analysis of platelet function. Br J Haematol 2005; 128(4):526-32.

29. Boffetta P, Hashibe M, La Vecchia C, Zatonski W, Rehm J. The burden of cancer attributable to alcohol drinking. Int J Cancer 2006; 119(4):884-7.

30. Corrao G, Bagnardi V, Zambon A, La Vecchia C. A meta-analysis of alcohol consumption and the risk of 15 diseases. Prev Med 2004; 38(5):613-9.

31. McPherson. Moderate alcohol consumption and cancer. AEP 2007; 17 (5S)S46-S8.
32. Szabo G. Moderate drinking, inflammation and liver disease. Ann Epidemiol 2007; 17(supl):S49-S54.
33. Naveau S, Giraud V, Borotto E, Aubert A, Capron F, Chaput JC. Excess weight risk factor for alcoholic liver disease. Hepatology 1997; 25(1):108-11.
34. Jamal MM, Saadi Z, Morgan TR. Alcohol and hepatitis C. Dig Dis 2005; 23(3-4):285-96.
35. Ethen MK, Ramadhani TA, Scheuerle AE, Canfield MA, Wyszynski DF, Druschel CM et al. Alcohol consumption by women before and during pregnancy. Matern Child Health J 2008; Mar 4 [Epub ahead of print].
36. Pinheiro SN, Laprega MR, Furtado EF. Morbidade psiquiátrica e uso de álcool em gestantes usuárias do Sistema Único de Saúde. Revista de Saúde Pública 2005; 39 (4):593-8.
37. Lebel C, Rasmussen C, Wyper K, Walker L, Andrew G, Yager J et al. Brain diffusion abnormalities in children with fetal alcohol spectrum disorder. Alcohol Clin Exp Res 2008; 32(10):1-8.
38. Burden MJ, Jacobson SW, Sokol RJ, Jacobson JL. Effects of prenatal alcohol exposure on attention and working memory at 7.5 years of age. Alcohol Clin Exp Res 2005; 29(3):443-52.
39. Alati R, Mamun AA, Williams GM, O'Callaghan M, Najman JM, Bor W. In utero alcohol exposure and prediction of alcohol disorders in early adulthood. A Birth Cohort Study Arch Gen Psych 2006; 63:1009-16.
40. Barr HM, Bookstein FL, O'Malley KD, Connor PD, Huggins JE, Streissguth AP. Binge drinking during pregnancy as a predictor of psychiatric disorders on the structured clinical interview for DSM-IV in young adult offspring. Am J Psych 2006; 163:1061-5.
41. Mukherjee RAS, Mohammed SH, Abou-Saleh T. Low level alcohol consumption and the fetus. Abstinence from alcohol is the only safe message in pregnancy. BMJ 2005; 330:375-6.
42. Sood B, Delaney-Black V, Covington C, Nordstrom-Klee B, Ager J, Templin T et al. Prenatal alcohol exposure and childhood behavior at age 6 to 7 years: I. dose-response effect. Pediatrics 2001; 108(2):E34.
43. Di Castelnuovo A, Costanzo S, Bagnardi V, Donati MB, Iacoviello L, de Gaetano G. Alcohol dosing and total mortality in men and women: an updated meta-analysis of 34 prospective studies. Arch Intern Med 2006; 166(22):2437-45.
44. Koppes JM, Dekker HF, Hendriks LM, Bouter LM, Heine RJ. Meta-analysis of the relationship between alcohol consumption and coronary heart disease and mortality in type 2 diabetic patients. Diabetologia 2006; 49(4): 648-52.
45. Baglietto L, English DR, Hopper JL, Powles J, Giles GG. Average volume of alcohol consumed, type of beverage, drinking pattern and the risk of death from all causes. Alcohol and Alcoholism 2006; 41(6):664-71.

46. Klatsky AL, Udaltsova N. Alcohol drinking and total mortality risk. Ann Epidemiol 2007; 17(5):S63-S7.
47. Klatsky AL, Friedman GD, Siegelaub AB. Alcohol consumption before myocardial infarction. Results from the Kaiser-Permanente epidemiologic study of myocardial infarction. Ann Intern Med 1974; 81(3):294-301.
48. Thandani R, Camargo Jr CA, Stampfer MJ, Curhan GC, Wilett WC, Rimm EB. Prospective study of moderate alcohol consumption and risk of hypertension in young women. Arch Intern Med 2002; 162:569-74.
49. Koppes LL, Dekker JM, Hendriks HF, Bouter LM, Heine RJ. Moderate alcohol consumption lowers the risk of type 2 diabete: a meta analysis of prospective observational studies. Diabete Care 2005; 28:719-25.
50. Beulens JW, Bots ML, Grobbee DE. Moderate alcohol consumption may be recommended for the prevention of heart attacks. Ned Tijdschr Geneeskd 2007; 151(49):2716.
51. Conigrave KM, Hu BF, Camargo CA Jr, Stampfer MJ, Willett WC, Rimm EB. A prospective study of drinking patterns in relation to risk of type 2 diabete among men. Diabete 2001; 50(10):2390-5.
52. Bell RA, Mayer-Davis EJ, Martin MA, D'Agostino RB Jr, Haffner SM. Associations between alcohol consumption and insulin sensitivity and cardiovascular disease risk factors: the insulin resistance and atherosclerosis study. Diabete Care 2000; 23:1630-6.
53. Ruitenberg A, van Swieten JC, Witteman JC, Mehta KM, van Duijn CM, Hofman A et al. Alcohol consumption and risk of dementia: the Rotterdam study. Lancet 2002; 359(9303):281-6.
54. Deng J, Zhou DH, Li J, Wang YJ, Gao C, Chen M. A 2-year follow-up study of alcohol consumption and risk of dementia. Clin Neurol Neurosurg 2006; 108(4):378-83.
55. Mukamal KJ, Kuller LH, Fitzpatrick AL, Longstreth WT Jr, Mittleman MA, Siscovick DS. Prospective study of alcohol consumption and risk of dementia in older adults. JAMA 2003; 289(11):1405-13.
56. Stampfer MJ, Kang JH, Chen J, Cherry R, Grodstein F. Effects of moderate alcohol consumption on cognitive function in women. New Eng J Med 2005; 352(3):245-53.
57. Wright CB, Elkind MSV, Rundek T, Boden-Albala B, Paik MC, Sacco RL. Alcohol intake, carotid plaque, and cognition: the Northern Manhattan Study. Stroke 2006; 37:1160-4.
58. Truelsen T, Thudium D, Gronbaek M. Copenhagen city heart study: amount and type of alcohol and risk of dementia. Neurology 2002; 59(9):1313-9.
59. Letenneur L. Moderate alcohol consumption and risk of developing dementia in the elderly: the contribution of prospective studies. AEP 2007; 17(5S):S43-S5.
60. Booyse FM, Pan W, Harper VM, Tabengwa EM, Parks DA, Bradleu KM et al. Mechanisms by which alcohol and wine polyphenols affect coronary heart disease risk. Ann Epidemiol 2007; 17(suppl):S24-S31.

61. Leger AS, Cochrane AL, Moore F. Factors associated with cardiac mortality in developed countries with particular reference to the consumption of wine. Lancet 1979; 1(8124):1018-20.

62. Gronbaek M, Deis A, Sorensen TI, Becker U, Schnohr P, Jensen G. Mortality associated with moderate intakes of wine, beer, or spirits. BMJ 1995; 310(6988):1165-9.

63. Renaud SC, Guéguen R, Siest G, Salamon R. Wine, beer, and mortality in middle-aged men from eastern France. Arch Intern Med 1999; 13:159(16):1865-70.

64. Renaud S, de Lorgeril M. Wine, alcohol, platelets, and the French paradox for coronary heart disease. Lancet 1992; 339(8808):1523-6.

65. Frankel EN, Kanner J, German JB, Parks E, Kinsella JE. Inhibition of oxidation of human low-density lipoprotein by phenolic substances in red wine. Lancet 1993; 341(8843):454-7.

66. Pace-Asciak CR, Hahn S, Diamandis EP, Soleas G, Goldberg DM. The red wine phenolics trans-resveratrol and quercetin block human platelet aggregation and eicosanoid synthesis: implications for protection against coronary heart disease. Clin Chim Acta 1995; 235(2):207-19.

67. Zakhari S. Molecular mechanisms underlying alcohol-induced cardioprotection: contribution of hemostatic components. Introduction to the symposium. Alcohol Clin Exp Res 1999; 23(6):1108-10.

68. Booyse FM, Parks DA. Moderate wine and alcohol consumption: beneficial effects on cardiovascular disease. Thromb Haemost 2001; 86(2):517-28.

69. Klatsky AL, Armstrong MA, Friedman GD. Red wine, white wine, liquor, beer, and risk for coronary artery disease hospitalization. Am J Cardiol 1997; 15,80(4):416-20.

70. Fillmore KM, Golding JM, Graves KL, Kniep S, Leino EV, Romelsjö A et al. Alcohol consumption and mortality. characteristics of drinking groups. Addiction 1998; 93(2):183-203.

71. Gronbaek M. Confounders of the relation between type of alcohol and cardiovascular disease. AEP 2007; 17(5S):S13-S5.

72. Simon JA, Fong J, Bernert JT Jr, Browner WS. Relation of smoking and alcohol consumption to serum fatty acids. Am J Epidemiol 1996; 144(4):325-34.

73. Kim SY, Breslow RA, Ahn J, Salem N. Alcohol consumption and fatty acid intakes in the 2001-2002 National Health and Nutrition Examination Survey. Alcohol Clin Exp Resear 2007; 31(8):1407-14.

Dependência do álcool: aspectos clínicos e diagnósticos

Wolfgang Heckmann
Camila Magalhães Silveira

INTRODUÇÃO

O consumo de álcool na sociedade contemporânea é visto predominantemente de forma positiva, o que dificulta o reconhecimento de determinados padrões de consumo como doença e, ao mesmo tempo, a mobilização de profissionais de saúde para diminuir índices de problemas decorrentes do uso do álcool.

A dupla moral de uma sociedade que, por um lado, tolera ou promove o consumo moderado do álcool e, por outro, discrimina o consumo excessivo e fora de controle, confunde a população, que precisa se orientar pelas normas.

Desde os tempos mais remotos, a definição de alcoolismo está associada ao *status* social, uma espécie de suporte às relações e às interações sociais. No entanto, foi em 1849 que surgiu o termo alcoolismo e uma de suas primeiras definições, com Magnus Huss, que o definiu como "o conjunto de manifestações patológicas do sistema nervoso, nas esferas psíquica, sensitiva e motora", observadas nos sujeitos que consumiam bebidas alcoólicas de forma contínua e excessiva, durante longo tempo.

Mais tarde, com Morton Jellinek[1], a definição de alcoolismo foi reestruturada e o comportamento do alcoólico passou a ser classificado como doença, o que gerou uma noção de repercussão negativa e social. Jellinek definiu o alcoolista[2] como todo indivíduo cujo consumo de bebidas alcoólicas pudesse prejudicar o próprio, a sociedade ou ambos, e categorizou o alcoolismo como doença, tendo como base as quantidades de álcool consumidas.

Atualmente, a Organização Mundial de Saúde (OMS)[2] define o alcoolista como um bebedor excessivo, cuja dependência em relação ao álcool é acompanhada de perturbações mentais, da saúde física, da relação com os outros e do comportamento social e econômico.

FARMACOLOGIA E IMPACTO NUTRICIONAL DO ETANOL

O etanol (ou o "espírito do vinho", do latim *spiritus vini*), cuja fórmula química é C_2H_5OH, é um líquido incolor encontrado em todas as bebidas alcoólicas.

Nem todas as pessoas estão igualmente propensas a se tornar dependentes do álcool. Para que a dependência alcoólica ocorra, é fundamental que haja vulnerabilidade e suscetibilidade à dependência, fomentadas por condições biológicas, psicológicas, sociais e ambientais. Do ponto de vista médico, é relevante o fato de que as enzimas que metabolizam o álcool no organismo diferem de indivíduo para indivíduo, o que se chama vulnerabilidade biológica.

A farmacologia do álcool é um tema particularmente importante a ser abordado neste capítulo, pois facilita o entendimento dos problemas decorrentes do uso dessa substância em muitos indivíduos que o consomem.

O etanol é uma molécula simples que se move facilmente através das membranas celulares, equilibrando-se rapidamente entre o sangue e os tecidos. O nível do álcool no sangue é expresso em miligramas ou gramas de etanol por decilitro (p.ex., 100 mg/dL ou 0,10 g/dL); um nível de 0,02 a 0,03, por exemplo, é o resultado da ingestão de uma a duas doses de bebidas alcoólicas. O organismo, subseqüentemente, metaboliza e excreta aproximadamente uma dose por hora.

Além do etanol, são encontrados, nas bebidas alcoólicas, outros produtos de sua maturação ou fermentação, como metanol, butanol, aldeídos, ésteres, histaminas, fenóis, ferro, chumbo e cobalto, que são, em grande parte, responsáveis pela diferenciação de sabor entre os tipos de bebidas.

Como conseqüência de sua alta solubilidade em água, o etanol cai rapidamente na corrente sanguínea, de onde é distribuído para a maioria dos órgãos e sistemas. É absorvido pelas membranas mucosas da boca e do esôfago (em pequenas quantidades), do estômago e do intestino grosso (em quantidades moderadas) e pela porção proximal do intestino delgado, local principal de sua absorção e também onde as vitaminas B são essencialmente absorvidas. A taxa de absorção é aumentada quando o esvaziamento gástrico está acelerado, como na ausência de proteínas, gorduras ou carboidratos, que interferem na absorção, além de outros produtos oriundos da fermentação do álcool, na diluição de uma porcentagem moderada de etanol (máximo de 20% do volume) e na presença de gás carbônico (p.ex., champanhe).

Cerca de 2 a 10% do etanol (baixas e altas concentrações de álcool no sangue, respectivamente) é excretado diretamente pelos pulmões, pela urina ou pelo suor, mas a maior parte é metabolizada no fígado. A mais importante via de metabolização, porém, ocorre no citosol das células hepáticas, em que a álcool desidrogenase (ADH) produz o acetaldeído, que é rapidamente destruído pela aldeído desidrogenase (ALDH) no citosol e na mitocôndria do hepatócito. Em altas doses, a aldeído desidrogenase pode produzir histamina e, por mecanismos variados, causar diminuição dos níveis pressóricos, náusea e vômitos.

A relativa destruição da ALDH pelo dissulfiram é responsável pela intolerância ao álcool em indivíduos alcoolistas tratados com esse medicamento (Figura 1). A segunda via de metabolização ocorre nos microssomos do retículo endoplasmático liso e no sistema microssomal hepático de oxidação do etanol (MEOS), que é responsável por aproximadamente 10% da oxidação do etanol quando a concentração de álcool no sangue está elevada.

Apesar do álcool fornecer calorias (uma dose de bebida alcoólica contém 70 a 100 kcal), estas são desprovidas de nutrientes, como minerais, proteínas e vitaminas. O álcool pode, também, interferir na absorção de vitaminas no intestino delgado e diminuir seu armazenamento no fígado com efeitos no folato (ácido

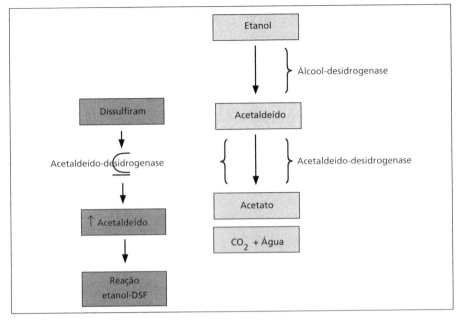

Figura 1   Mecanismo de ação do dissulfiram (DSF).

fólico), na piridoxina (B6), na tiamina (B1), no ácido nicotínico (niacina, B3) e na vitamina A.

Alguns indivíduos metabolizam o álcool melhor que outros. Além disso, é possível que ocorra algum tipo de alteração no sistema biológico devido ao consumo freqüente e abusivo do álcool ou ao esgotamento do organismo, fazendo com que uma pessoa que, até então, tolerava bem o álcool passe a reagir ao consumo de forma patológica. É importante considerar, também, a quantidade de bebida consumida diariamente por um período prolongado, sendo que a fronteira de risco para os homens é aproximadamente 60 g de álcool puro/dia e para as mulheres, de 40 g/dia. Isso significa que uma margem segura deve estar abaixo desses limiares. Todavia, a dependência física, com suas conseqüências devastadoras, aparece relativamente tarde, geralmente após 4 a 6 anos de consumo regular para o adolescente e após 6 a 8 anos para o adulto.

SINAIS E SINTOMAS RELACIONADOS AO USO AGUDO E CRÔNICO DE ÁLCOOL

Segundo Dubowski[3], os indivíduos alcoolizados são portadores de um conjunto de sinais comuns, entre os quais se destacam:

- rubor e edema moderado da face;
- edemas das pálpebras;
- olhos lacrimejantes;
- eritrose palmar;
- hálito alcoólico;
- falta de coordenação motora;
- vertigens e desequilíbrio;
- suores;
- tremor fino nas extremidades.

Hematomas podem indicar traumatismos durante a intoxicação ou alterações da coagulação induzidas por insuficiência hepática. No entanto, existem, também, outros sinais relacionados ao consumo crônico e excessivo, como cáibras musculares, vômitos matinais, dores abdominais, taquicardia e tosse crônica.

Os indivíduos que fazem consumo excessivo do álcool revelam um conjunto de sintomas físicos ou psicológicos. Os sintomas físicos manifestam-se como pequenos sinais de abstinência, que podem ser neuromusculares, caracterizados por tremores, cáibras ou parestesias; digestivos, caracterizados por náuseas ou vômitos; neurovegetativos, por suores, taquicardia ou hipotensão ortostática; e psíquicos, tais como: ansiedade, humor depressivo, irritabilidade, insônias ou pesadelos. A tolerância também é sintoma latente e caracteriza-se pela resistência aos efeitos do álcool.

Quanto aos sintomas psicológicos, caracterizam-se três elementos principais: a alteração do comportamento face ao álcool, a perda de controle e o desejo intenso de consumi-lo. A perda de controle foi um conceito descrito por Jellinek[1], que ajudou muito na compreensão da dependência alcoólica, pois a dificuldade de controle é um dos principais fenômenos da dependência. O desejo obsessivo e intenso de consumir o álcool (*craving*) é outro fenômeno da dependência, isto é, o indivíduo alcoolizado nunca está satisfeito com a quantidade consumida, o que o faz encontrar inúmeros motivos para consumir mais bebidas alcoólicas.

DEFINIÇÕES

A maioria das pessoas que bebem o fazem de forma moderada. Contudo, há evidências de que o "beber pesado" tem se tornado cada vez mais freqüente e disseminado tanto entre homens quanto entre mulheres. Assim, o aparecimento de problemas decorrentes desse padrão de beber é cada vez mais comum, mesmo em indivíduos que não apresentam o diagnóstico de dependência alcoólica[9].

Quando os problemas provenientes do uso abusivo do álcool se tornam freqüentes nas diversas áreas de atuação do indivíduo, como na família, no trabalho e na saúde física, deve-se investigar critérios para o abuso e a dependência do álcool.

PADRÕES DE CONSUMO DE ÁLCOOL

O conceito de padrões de consumo aborda tanto aspectos médicos quanto psicossociais do uso de álcool. Os principais padrões de consumo de álcool mencionados na literatura científica são o uso moderado, o beber pesado (BP) e o beber pesado episódico (BPE).

O uso moderado de bebidas alcoólicas é um conceito de difícil definição, uma vez que é interpretado de maneiras diferentes, conforme a percepção de cada indivíduo. Comumente, essa definição é confundida com beber socialmente, que significa uso de álcool dentro de padrões aceitos pela sociedade. No entanto, freqüentemente a moderação é vista de maneira errônea, como uma forma de uso de álcool que não traz conseqüências adversas ao consumidor.

A OMS[2] estabelece que para evitar problemas com o álcool, o consumo aceitável é de até 15 doses/semana para homens e 10 para mulheres, sendo que 1 dose equivale a aproximadamente 350 mL de cerveja, 150 mL de vinho ou 40 mL de uma bebida destilada, considerando que cada uma contém entre 10 e 15 g de etanol.

O BEP, também denominado *binge drinking*, é definido como o consumo de cinco ou mais doses de bebidas alcoólicas em uma única ocasião por homens ou quatro ou mais por mulheres, pelo menos uma vez nas últimas duas semanas.

O critério de BPE do National Institute on Alcohol and Alcoholism (NIAAA)[4] é semelhante, definido como o consumo de cinco ou mais doses de bebidas alcoólicas em uma única ocasião por homens ou quatro ou mais por mulheres, sem considerar, porém, a freqüência desse padrão de consumo. A definição de BPE foi criada a partir de evidências científicas crescentes de que essas quantidades aumentam o risco de o indivíduo apresentar problemas relacionados ao uso do álcool.

O padrão de consumo denominado BP, por sua vez, é definido pelo NIAAA[4] como qualquer consumo de bebidas alcoólicas acima do considerado uso moderado, ou seja, o consumo de até duas doses de bebida alcoólica por dia para os homens e de até uma dose para mulheres. Em outras palavras, é o padrão de uso de bebidas que excede o uso moderado ou os padrões de uso de álcool socialmente aceitos. Beber pesado é, portanto, um conceito mais amplo, que engloba o padrão BPE.

Um corpo crescente de evidências epidemiológicas tem demonstrado consistentemente que o BP está associado a uma gama significativa de situações adversas à saúde e à sociedade, como danos à saúde física, comportamento sexual de risco, gravidez indesejada, infarto agudo do miocárdio, intoxicação alcoólica, quedas e fraturas, violência (incluindo brigas, violência doméstica e homicídios), acidentes de trânsito, problemas psicossociais (p.ex., na família e no trabalho), comportamento anti-social e dificuldades escolares, tanto em jovens como na população em geral, além de estar associado a um aumento da mortalidade por todas as causas de doenças cardíacas e relacionado a um risco maior para transtornos psiquiátricos, câncer e doenças gastrintestinais.

CLASSIFICAÇÃO DA DEPENDÊNCIA ALCOÓLICA

Cloninger[5] propôs três dimensões para a personalidade: a procura da novidade, a evitação do perigo e a busca de recompensa, e classificou o alcoolismo segundo duas tipologias (I e II). Babor[6] propôs duas tipologias (A e B) a partir da análise de dezessete características encontradas em indivíduos alcoolistas. Há, também, a proposta elaborada por Adés e Lejoyeux[7], que integra a de Cloninger[5] com o alcoolismo primário e secundário, e a de Jellinek, que para classificar os diversos níveis de alcoolismo utilizou letras do alfabeto grego.

Cloninger[5] classificou o alcoolismo tipo I como o alcoolismo decorrente do meio, a forma mais freqüente, com equivalente freqüência em ambos os sexos, início após os 20 anos de idade, progressão lenta e fatores ligados ao meio e à genética. Já o alcoolismo tipo II foi definido como o alcoolismo exclusivamente masculino, com início antes dos 20 anos de idade, progressão rápida para a dependência, alterações do comportamento durante as fases de intoxicação e impulsividade de comportamentos e de comunicação, mas com menor influência dos fatores de risco genéticos e do meio.

Babor[6], por sua vez, classificou o alcoolismo tipo A como aquele de início após os 20 anos de idade, evolução lenta, com menor freqüência de psicopatologia associada, melhor prognóstico e menor freqüência das perturbações e dos fatores de risco na infância. Já o tipo B foi classificado como aquele de início antes dos 20 anos de idade, com maior freqüência de alcoolismo familiar, dependência mais grave, maior freqüência de associação com outras drogas e co-morbidade psicopatológica e maior influência dos fatores de risco na infância, como comportamentos agressivos e impulsividade.

Adés e Lejoyeux[7] propuseram uma classificação que integra a classificação de Cloninger com o alcoolismo primário e secundário, definindo como alcoolismo primário aquele que engloba 70% das formas do alcoolismo, em que a predominância é exclusivamente masculina, de início antes dos 20 anos de idade e derivado dos fatores de risco biológicos ou genéticos. Nessa forma de alcoolismo, os comportamentos são bastante alterados e marcados por impulsividade, agressividade e procura de sensações fortes, com rápida evolução para a dependência, uma vez que implicam consumo excessivo, diário e intermitente. O alcoolismo secundário, por sua vez, engloba os 30% restantes das formas de alcoolismo, em que a predominância masculina é menos marcada, de início após os 20 anos de idade, com fatores de risco que podem ser biológicos ou genéticos, também menos marcados. O grande fator de risco é o consumo do álcool como automedicação, causado por perturbações ansiosas, depressivas ou esquizofrênicas, muitas vezes responsáveis por transtornos de personalidade.

Finalmente, a classificação de Jellinek[1,10], que define o alcoolismo como qualquer comportamento alcoólico que cause algum dano ao indivíduo, à sociedade ou a ambos, faz a distinção entre alcoolismo e comportamentos alcoólicos, na qual o alcoolismo passa por vários níveis, considerando o processo de doença e os seus sintomas. Utilizando letras do alfabeto grego, Jellinek[1] classificou os níveis de alcoolismo em:

- alcoolismo alfa: definido como alcoolismo social, no qual o álcool é utilizado como fator desinibitório das relações interpessoais e os sintomas são pura e exclusivamente físicos, ou seja, decorrentes da intoxicação. Nesse tipo, não se coloca em questão a perda de controle, nem a dificuldade para manter abstinência. Também é definido como a categoria de problemas decorrentes do uso do álcool;
- alcoolismo beta: tipo de alcoolismo em que as complicações físicas são maiores (p.ex., gastrites e hepatites) e podem persistir mesmo que não haja dependência física ou psicológica;
- alcoolismo gama: espécie de alcoolismo em que existe um aumento de tolerância ao álcool, adaptação ao metabolismo do álcool, *craving* e perda de controle sobre o consumo. Nessa categoria, estão os alcoolistas crônicos;
- alcoolismo delta: espécie de alcoolismo que reúne as três primeiras características do tipo gama, mas com incapacidade de manter abstinência no lugar da perda de controle;
- alcoolismo épsilon: considerado alcoolismo periódico no indivíduo que, após intervalos de discreta interrupção, volta a beber por dias seguidos, apresentando perda de controle e desenvolvimento de severa dependência psicológica.

Embora Jellinek[1] não considere os dois primeiros tipos como alcoólatras, essa classificação não foi construída como uma gradação. Ao contrário, foi concebida muito mais para indicar os problemas sociais e terapêuticos específicos de cada tipo. A necessidade de tratamento, no entanto, não depende do tipo de alcoolismo, sendo estabelecida de acordo com os aspectos individuais e sociais do dependente.

FATORES DE RISCO PARA A DEPENDÊNCIA ALCOÓLICA E ASPECTOS DIAGNÓSTICOS

Para que se desenvolva o alcoolismo, são necessárias certas características psicológicas ou determinados traços de personalidade. Todavia, isso não quer dizer que exista um "tipo alcoólatra" determinado e bem definido, pois, além de variações de temperamento e de caráter (p.ex., tendência a reunir problemas ou a lidar de forma defensiva com situações de conflito), que produzem uma inclinação diferente para a bebida, ainda há variações que se referem ao padrão individual de consumo da bebida.

Muitas vezes, o álcool é consumido em razão dos seus efeitos psicodinâmicos, sendo importante que, no processo de tratamento dos prejuízos decorrentes do consumo do álcool, se busque a melhor socialização do indivíduo por meio do desenvolvimento de competências sociais para a administração de conflitos e de uma identidade sem o álcool. Essa tarefa talvez seja a mais significativa, ainda que realizada de forma distinta por cada cultura.

Medidas preventivas, como difusão de conhecimento para as pessoas envolvidas com o tema, inclusão de conteúdos relacionados ao álcool na grade curricular das escolas, deliberações políticas com intuito de restringir a disponibilidade de bebidas alcoólicas e proibição do consumo de álcool em determinadas esferas por pessoas impróprias para esse consumo (p.ex., crianças, grávidas, doentes), em lugares inadequados (p.ex., locais de trabalho em que haja riscos de acidente) e em momentos impróprios (p.ex., ao dirigir) já existem em todas as sociedades nas quais, em princípio, o álcool está livremente disponível.

A identificação precoce do alcoolismo é difícil, pois os prejuízos intelectuais, psicológicos e físicos não se mostram tão evidentes nos estágios iniciais. Para esse diagnóstico, é válido observar as seguintes indicações[11]:

- a freqüência de doenças menores (pequenos acidentes, inflamação da mucosa gástrica, distúrbios vegetativos e dores);
- instabilidade na marcha como expressão de um princípio de neuropatia;

Dependência do álcool: aspectos clínicos e diagnósticos

- sintomas de síndrome de abstinência de álcool (enjôos e náuseas matinais, tremor, medo e apatia);
- consumo de álcool pela manhã;
- beber escondido;
- mudanças de domicílio e de emprego sem motivo aparente.

As doenças decorrentes do consumo de álcool incluem depósito anormal de gordura no fígado (esteatose hepática), hepatite, pancreatite, doenças cardíacas, instabilidade muscular, neuropatia periférica, atrofia do cerebelo, distúrbios de coordenação, delírios, alterações de humor e demência causadas pelo álcool (p.ex., doença de Korsakoff).[12]

A dependência do álcool é definida no IV Manual Diagnóstico Estatístico (DSM-IV)[8] da Associação Americana de Psiquiatria, como a repetição de problemas decorrentes do uso do álcool em, pelo menos, três das sete áreas de funcionamento, ocorrendo conjuntamente, em um período mínimo de doze meses. Ênfase especial é atribuída à tolerância e/ou aos sintomas de abstinência, condições associadas a um curso clínico de maior gravidade. A dependência ocorre em homens e mulheres de todas as raças e classes socioeconômicas. A Tabela 1 mostra um padrão mal-adaptativo de uso de substância, levando a prejuízo ou sofrimento clinicamente significativo, manifestado por três ou mais dos critérios expostos, ocorrendo a qualquer momento no período de 12 meses.

O diagnóstico prediz um curso de problemas recorrentes oriundos do uso do álcool e um conseqüente encurtamento da vida em uma década ou mais. Quando a dependência ao álcool estiver ausente, o indivíduo pode receber o diagnóstico de abuso se apresentar problemas repetidos decorrentes do uso do álcool em pelo menos uma das quatro áreas relacionadas ao viver, isto é, nas esferas social, interpessoal e legal, e problemas ocupacionais ou persistência do uso em situações perigosas (p.ex., beber e dirigir)como pode ser visto na Tabela 2.

Vale ressaltar, porém, que os sintomas para abuso de álcool não devem nunca satisfazer os critérios de dependência para esta classe de substância.

Álcool e suas conseqüências: uma abordagem multiconceitual

TABELA 1 CRITÉRIOS PARA DEPENDÊNCIA DE ÁLCOOL – DSM-IV

Tolerância: definida por qualquer um dos seguintes aspectos: - necessidade de quantidades progressivamente maiores da substância para adquirir a intoxicação ou o efeito desejado; - acentuada redução do efeito com o uso continuado da mesma quantidade de substância.
Abstinência: manifestada por qualquer um dos seguintes aspectos: - síndrome de abstinência característica para a substância. Consultar os critérios A e B dos conjuntos de critérios para abstinência das substâncias específicas; - a mesma substância (ou uma substância estreitamente relacionada) consumida para aliviar ou evitar sintomas de abstinência.
A substância é freqüentemente consumida em maiores quantidades ou por período mais longo que o pretendido.
Desejo persistente ou esforços mal-sucedidos no sentido de reduzir ou controlar o uso da substância.
Muito tempo é gasto em atividades necessárias para a obtenção e utilização da substância ou na recuperação de seus efeitos.
Importantes atividades sociais, ocupacionais ou recreativas são abandonadas ou reduzidas em virtude do uso da substância.
O uso da substância continua, apesar da consciência de ter um problema físico ou psicológico persistente ou recorrente que tende a ser causado ou exacerbado pela substância (p.ex., uso atual de cocaína, embora o indivíduo reconheça que sua depressão é induzida por ela, ou consumo continuado de bebidas alcoólicas, embora o indivíduo reconheça que uma úlcera piorou pelo consumo dessa substância).

Fonte: APA.[8]

TABELA 2 CRITÉRIOS PARA ABUSO DO ÁLCOOL – DSM-IV

A. Um padrão mal-adaptativo de uso de substância levando a prejuízo ou sofrimento clinicamente significativo, manifestado por um (ou mais) dos seguintes aspectos, e ocorrendo em um período de 12 meses:
(1) Uso recorrente da substância, resultando em fracasso no cumprimento de obrigações importantes relativas a seu papel no trabalho, na escola ou em casa (p.ex., repetidas ausências ou fraco desempenho ocupacional; ausências, suspensões ou expulsões da escola; negligência dos filhos ou dos afazeres domésticos).
(2) Uso recorrente da substância em situações em que o uso representa perigo físico (p.ex., dirigir um veículo ou operar uma máquina quando prejudicado pelo uso da substância).
(3) Problemas legais recorrentes relacionados à substância (p.ex., detenções por conduta desordeira).

(continua)

78

TABELA 2   (CONT.) CRITÉRIOS PARA ABUSO DO ÁLCOOL – DSM-IV

(4) Uso continuado da substância, apesar de problemas sociais ou interpessoais persistentes ou recorrentes causados ou exacerbados pelos efeitos da substância (p.ex., discussões com o cônjuge acerca das conseqüências da intoxicação ou lutas corporais).
B. Os sintomas jamais satisfizeram os critérios para dependência de substância para esta classe de substância.

Fonte: APA.[8]

PATOLOGIAS CONSEQÜENTES DO ALCOOLISMO

A dependência alcoólica traz grandes problemas e conseqüências ao indivíduo, tanto físicas quanto psíquicas, que podem, na maioria das vezes, causar prejuízos no trabalho, desorganização familiar, comportamentos agressivos (p.ex., homicídios), acidentes de trânsito, exclusão social, entre outros.

As doenças físicas conseqüentes do alcoolismo são de origem gastrintestinal, como úlceras, varizes esofágicas, gastrite e cirrose; neuromuscular, como cãibras, formigamentos e perda de força muscular; ou cardiovascular, como a hipertensão; além de impotência ou infertilidade.

Os transtornos mentais, segundo o DSM-IV[8], associadas ao alcoolismo são o *delirium tremens*; a demência de Korsakoff[13]; as perturbações psicóticas do humor, da ansiedade ou do sono; e a disfunção sexual.

FORMAS DE TRATAMENTO

O tratamento da dependência alcoólica envolve intervenções em vários níveis, já que a doença é bastante complexa, seja na etiologia ou nas implicações sociais, profissionais e familiares.

A intervenção terapêutica destina-se tanto à dependência quanto à abstinência do álcool, contando com algumas intervenções psicoterapêuticas dentro das quais se encontram as terapias de grupo, como os Alcoólicos Anônimos (AA), e as intervenções psicofarmacológicas.

PSICOTERAPIAS

É indispensável o acompanhamento psicoterapêutico do alcoolista. Discutir com o doente as causas que levaram ao alcoolismo, estabelecer estratégias e objetivos são essenciais para um tratamento eficaz e para a manutenção da abstinência. Assim, as psicoterapias são fundamentais na intervenção terapêutica da dependência e abstinência do álcool.

Existem inúmeros métodos de intervenção e, ainda que nenhum consiga comprovar total eficácia, continuam tendo importante papel no acompanhamento da maturação psicológica e na reinserção sociofamiliar dos doentes.

Como o uso do álcool é capaz de produzir conseqüências físicas, intelectuais, psicológicas e sociais para o dependente, os programas de terapia são multidisciplinares e o tratamento é realizado em longo prazo, com o objetivo de conseguir uma abstinência satisfatória. Vale ressaltar que os tratamentos são voltados tanto para o indivíduo acometido quanto para os familiares.

Embora nos últimos tempos os princípios da terapia comportamental, que buscam levar os indivíduos que bebem em excesso ou de forma abusiva a beber de maneira controlada e socialmente aceita, venham sendo utilizados com algum sucesso, a experiência ainda faz com que a maioria dos especialistas seja cética em acreditar que esse tipo de terapia possa levar alcoólatras a beberem de forma controlada.

Mesmo os tratamentos psicologicamente profundos e de longo prazo obtêm pouco sucesso com os dependentes de álcool. Os programas empregados atualmente são, via de regra, conduzidos de modo multidisciplinar e tentam fazer com que o alcoolista mantenha uma abstinência mais prolongada, associada à conquista de um estado de saúde ideal e à diminuição dos danos sociais causados pelo sujeito em seu círculo de convivência. As medidas são implementadas na forma de programas de curto, médio e longo prazos e são bem-sucedidas, principalmente quando conseguem conduzir os doentes a um acompanhamento ambulatorial contínuo por um profissional e a atividades realizadas em grupos de ajuda mútua (p.ex., AA).

O suporte social começa, idealmente, a partir das informações colhidas no âmbito social (pesquisa do problema e diagnóstico social) e do plano de intervenção resultante.

Dependência do álcool: aspectos clínicos e diagnósticos

O tratamento do alcoolismo se dá a partir de dois tipos de abordagens:

- ajuda individual: tentativa de construir uma relação que ajude a fortalecer o ego do alcoolista por meio da oferta de cuidado e atenção sem restrições. Os meios comprovados para isso são o estímulo, o compartilhamento de informações, o alívio das pressões emocionais, a discussão dos problemas, o desenvolvimento de comportamentos positivos, o confronto com reações comportamentais inadequadas, a intervenção direta para mudar a situação real e o estabelecimento de limites e barreiras;
- ajuda de grupo: participação em grupos de ajuda mútua, com pessoas com interesses em comum ou de indivíduos igualmente acometidos. Os comportamentos problemáticos provocam reações nos demais integrantes do grupo e tornam possíveis novas experiências e alterações no comportamento e na maneira como as situações são vivenciadas. O grupo oferece amparo emocional e aceitação; assim, os medos, as desconfianças, as agressões e as frustrações podem ser assimiladas, possibilitando que o indivíduo lide de modo mais positivo com a realidade e suas exigências, ganhe autoconfiança e compreensão com os outros e se torne mais tolerante com os fracassos e as decepções.

As contribuições científicas para o entendimento das causas do alcoolismo podem ser classificadas em quatro modelos, em parte concorrentes e, em parte, complementares:

- modelo psicoanalítico: enxerga no consumo de drogas, especialmente na embriaguez, um momento de regressão baseado em uma estrutura pré-mórbida de personalidade, o que, por sua vez, remete a um distúrbio anterior na relação mãe e filho. Nesse âmbito teórico, termos como "orgasmo farmacogênico", "fetiche substituto para o seio materno", "canibalismo", "narcisismo" e "coprofagia" são importantes para a explicação do fenômeno;
- modelo psicopedagógico: vê no consumo de cada tipo de droga um comportamento adquirido nas interações sociais, reforçado por normas da sociedade ou da cultura. Experiências positivas com a substância no estágio inicial da de-

pendência também podem reforçá-la. Pertencem a esse âmbito teórico termos como "modelo de aprendizagem", "ambiente terapêutico", "pressão social", "autocontrole" e "capacidade de adiamento da satisfação";

- modelo sociológico ou de teoria da socialização: vê no consumo de drogas, entre outras coisas, a expressão de uma determinada situação social ou de um determinado ambiente familiar. A isso se somam fatores condicionais, como mudanças culturais e fatores político-sociais. A esse âmbito teórico pertencem termos como "criação repressiva/permissiva", "*status* socioeconômico", "mundo da ordem estabelecida", "consumo insaciável" e "anonimato";
- modelo multifatorial: enxerga o consumo de drogas como o efeito simultâneo de muitos fatores que interagem mutuamente. Esse modelo remonta os esforços de definição da OMS, mas foi adaptado na literatura técnica européia. As características individuais que levam ao desenvolvimento da dependência de drogas são resumidas, nesse âmbito teórico, em "drogas", "personalidade do consumidor de drogas" e "sociedade" (ou círculo social).

Por motivos bastante compreensíveis, o modelo multifatorial se mostrou o mais útil para o trabalho na prática, pois não existe uma causa comum para o consumo de drogas, assim como não existe um tipo de consumidor. Na verdade, o que se encontra na história de vida do alcoolista e dos dependentes de outras drogas são múltiplos fatores que se somam, formando uma rede de condições, cuja única conseqüência ou solução possível encontra-se nos comportamentos aditivos. Ao mesmo tempo, fica evidente que é raro despreender da história de vida e do ambiente social do consumidor qual droga ele escolherá. Essa escolha depende muito mais de ofertas e encontros fortuitos.

Há, na literatura científica, provas consistentes de que o tratamento da dependência de álcool oferece resultados positivos àqueles que se submetem. Aproximadamente 70% desses pacientes manifestam redução no número de dias em que houve consumo de álcool e melhora dentro de um prazo de seis meses. Ademais, o tratamento oferece melhoras ao funcionamento familiar do alcoolista, à vida conjugal e à saúde mental.

TRATAMENTO FARMACOLÓGICO

Durante vários anos, as intervenções farmacológicas ficaram restritas ao tratamento da síndrome de abstinência do álcool e ao uso de drogas aversivas. Nos últimos dez anos, a naltrexona e o acamprosato foram propostos como importantes intervenções adjuvantes ao tratamento psicossocial da síndrome de dependência do álcool. Mais recentemente, os medicamentos ondansetron e topiramato surgiram como promissoras estratégias terapêuticas, estando em fase de aprovação.[14]

Dissulfiram

O dissulfiram (DSF) é um inibidor irreversível e inespecífico das enzimas que decompõem o álcool no estágio de acetaldeído. Ao inibir a enzima acetaldeído desidrogenase (ALDH), ocorre acúmulo de acetaldeído no organismo, levando à reação etanol-dissulfiram.

As contra-indicações para seu uso são: cirrose hepática com hipertensão porta; mulheres grávidas, devido ao risco de anomalias congênitas, à síndrome mental orgânica e ao prejuízo da capacidade de compreensão do risco da reação etanol-dissulfiram. O DSF foi a primeira intervenção farmacológica aprovada pelo Food and Drug Administration (FDA) para o tratamento da dependência de álcool. Os pacientes devem se abster totalmente do álcool e possuir completo entendimento acerca dos riscos e princípios do tratamento.

O DSF oral supervisionado é eficaz quando incorporado a um tratamento de abordagem psicossocial no qual são criadas novas habilidades sociais por meio de aconselhamento, além de atividades de ressocialização e recreacionais que estimulem a abstinência.

O DSF é uma medicação com boa tolerabilidade, tendo a hepatite como um efeito adverso raro que ocorre principalmente após dois meses de tratamento. Recomenda-se monitorizar a função hepática a cada três meses na fase de manutenção. No primeiro mês de tratamento, esses exames laboratoriais podem ser realizados a cada duas semanas.

A dose habitual é de 250 mg/dia em dose única diária, após um intervalo de, pelo menos, 12 horas de abstinência. Os pacientes também podem beneficiar-se com doses de 500 mg/dia. A duração recomendada para o tratamento é de um ano.

Naltrexona

A naltrexona é um antagonista opióide utilizado como coadjuvante das intervenções psicossociais no tratamento ambulatorial do alcoolismo devido à sua atuação como atenuante dos efeitos prazerosos do consumo de álcool.

Em 1995, o FDA aprovou a naltrexona para o tratamento do alcoolismo, pois o álcool estimularia indiretamente a atividade opióide endógena ao promover a liberação dos peptídeos endógenos (encefalinas e beta-endorfinas) na fenda sináptica. As principais contra-indicações ao uso da naltrexona são doenças hepáticas agudas e crônicas.

O principal efeito adverso da naltrexona é a náusea, que geralmente coincide com os níveis plasmáticos atingidos em um período de até 90 min. após a ingestão do medicamento.

A posologia recomendada da naltrexona no tratamento do alcoolismo é de 50 mg/dia. O esquema terapêutico consiste na prescrição de 25 mg/dia na primeira semana de tratamento, visando a diminuir a incidência e gravidade dos efeitos adversos. Após esse período, pode-se elevar a dose para 50 mg/dia.

Os ensaios clínicos com naltrexona postulam o período de doze semanas para o tratamento. A naltrexona parece manter as taxas de recaídas até o quinto mês após a sua suspensão. Deve-se realizar a monitorização mensal dos valores da bilirrubina total e suas frações e das transaminases séricas nos três primeiros meses e, depois, a cada três meses. Se as elevações das transaminases persistirem, a naltrexona deve ser suspensa.

Acamprosato

O acamprosato (acetil-homotaurinato de cálcio) inibe a atividade excitatória glutamatérgica, agindo, provavelmente, em uma subclasse dos receptores de glutamato (NMDA), especialmente quando há hiperatividade desses receptores, e foi aprovado em países europeus para o tratamento da dependência alcoólica.

O acamprosato tem sido considerado um co-agonista parcial do receptor NMDA. Há indícios de que essa medicação reduz a recaptação do cálcio induzida pelo glutamato nos neurônios, suprime as respostas condicionadas ao etanol em animais dependentes, reduz os efeitos aversivos da retirada do álcool e inibe a hiperexcitabilidade cerebral do glutamato. O acamprosato possui boa absorção oral que, no entanto, é prejudicada com a ingestão concomitante de alimentos. Além disso, o acamprosato não apresenta ligação protéica. Essas características sugerem que essa medicação não exerce interações medicamentosas preocupantes. Pacientes com insuficiência hepática também podem receber o acamprosato, uma vez que não há alteração na farmacocinética da droga.

Em geral, os efeitos adversos relatados são cefaléia, dor abdominal, náuseas e vômitos ou efeitos dermatológicos como: prurido, erupção cutânea máculo-papular e reações bolhosas. Enjôos, confusão mental, sonolência e alteração de libido também foram relatados.

O acamprosato deve ser administrado em pacientes dependentes de álcool com mais de 60 kg, em três tomadas diárias, sendo dois comprimidos de 333 mg nos três períodos do dia, sempre antes das refeições. A maioria dos estudos orienta a administração deste medicamento para pacientes com menos de 60 kg em dose menor, ou seja apenas um comprimido da mesma quantidade nos três períodos do dia. O tempo de manutenção da medicação é variável; os ensaios clínicos realizados utilizam a droga por 6 a 12 meses.

CONSIDERAÇÕES FINAIS

A questão de como reagir aos diversos padrões de consumo do álcool, à industria de bebidas alcoólicas e ao problema do alcolismo é uma posição arbitrária quem tem imposto às famílias, às cidades e às nações a criação de inúmeras medidas de intervenção responsáveis pela definição das seguintes aspirações:

- uma cultura da abstinência ou uma sociedade cujo ideal é estar livre dos meios que causam dependências;
- uma cultura ambivalente ou uma sociedade em que o consumo é um ritual excepcional;
- uma cultura permissiva, ou seja, uma sociedade de liberdades individuais e arbitrariedades;
- uma cultura funcionalmente perturbada ou uma sociedade que destrói a si mesma ou que é destruída pelo álcool.

Em qual desses ambientes é melhor viver?

REFERÊNCIAS BIBLIOGRÁFICAS

1. Jellinek EM. The disease concept of alcoholism. New Brunswick: Hillhouse Press, 1960.
2. World Health Organization – WHO. Global status report on alcohol. Genebra: WHO, 2004.
3. Dubowski KM. Absorption, distribution and elimination of alcohol: highway safety aspects. J Stud on Alcohol 1985; (Suppl.10):98-108.
4. National Institute on Alcohol and Alcoholism – NIAAA. Helping patients who drink too much: a clinician's guide, National Institute on Alcohol and Alcoholism. 2005. Disponível em: pubs.niaaa.nih.gov/publications/Practitioner/CliniciansGuide2005/guide.pdf.
5. Cloninger CR. Asystematic method for clinical description and classification of presonality variations. A proposd. Arch Gen Psych, 1987;44(6):573-88.
6. Babor TF, Hofmann M, DelBoca FK et al. Types alcoholics. 1.Evidence for an empirically derived tipology based on indicators of vulnerability and severity. Arch Gen Psych, 1992. 49(8):599-608.
7. Adés J, Lejoyeux M. Comportamentos alcoólicos e seu tratamento. 2.ed. Lisboa: Climepsi Editores, 2004.
8. American Psychiatric Association – APA. Diagnostic and statistical manual of mental disorders (DSM-IV). 4.ed. Washington: American Psychiatric Association, 1994.
9. Silveira CM, Pang W, Andrade A, Andrade LH. Heavy Episodic drinking in the São Paulo epidemiologic catchment area study in Brazil: gender and socio-demographic correlates. J of Stud on Alcohol 2007; 68:18-27.
10. Jellinek EM. Phases of alcohol addiction. Q J Stud 1952; 13(4):673-84.
11. Morse RM, Flavin DK. The definition of alcoholism. The Joint Committee of the National Council on Alcoholism and Drug Dependence and the American Society of Addiction Medicine to Study the Definition and Criteria for the Diagnosis of Alcoholism. JAMA 1992; 268:8

12. Mincis M, Chebli MFJ, Khouri ST, Mincis R. Etanol e o trato gastrointestinal. Arq Gastroenterol 1995; 32(3):131-9.
13. Zubaran C, Fernandes J, Martins F, Souza J, Machado R, Cadore M. Clinical and neurophatological aspects of Wernicke-Korsakoff syndrome. Rev Saúde Pública 1996; 30:6.
14. Andrade AG e Cruz MS. Alcoolismo: recursos terapêuticos e agentes farmacológicos promissores. J Bras Psiquiatr 2005; 54(4):270-276.

BIBLIOGRAFIA

1. Dilling H, Mombour W, Schmidt MH. Internationale klassifikation psychischer störungen. ICD-10, Kapiel V (F). Bern Göttingen Toronto/Seattle, 2000.
2. Feuerlein W. Alkoholismus – Missbrauch und Abhängigkeit. Stuttgart 1989.
3. Fleisch E, Haller R, Heckmann W (orgs.). Suchtkrankenhilfe. Lehrbuch zur Vorbeugung, Beratung und Therapie. Weinheim: Basel, 1997.
4. Gastpar M, Mann K, Rommelspacher H (orgs.). Lehrbuch der Suchterkrankungen. Stuttgart. New York: thieme, 1999.
5. Gerdes K, von Wolfersdorf C. Ehlert Drogenszene – suche nach Gegenwart. Stuttgart:Enke, 1974.
6. Krasney DE. Sozialrechtliche Vorschriften für die Behandlung Suchtkranker. Kassel: Nicol, 1992.
7. Kielholz P, Ladewig D. Die Drogenab hangigkeit des modernen Menschen. München: Lehmanns,1972.
8. Richter G, Rommelspacher H, Spies C (orgs.). Alkohol nikotin kokain... und kein ende? Suchtforschung, suchtmedizin und suchttherapie am beginn des neuen jahrzehnts. Lengerich: Pabst, 2002.
9. Seitz HK, Lieber CS, Simanowski UA (orgs.). Handbuch alkohol. Heidelberg: Barth, 2000.
10. Steinbrecher W, Solmos H (orgs.). Sucht und missbrauch. Stuttgart: Thieme 1975.

Consumo nocivo de álcool entre estudantes europeus: resultados do ESPAD

Salme Ahlström

INTRODUÇÃO

O Levantamento de Dados do Consumo Nocivo de Álcool e Drogas em Escolas Européias (ESPAD) é uma pesquisa importante e tem acumulado informações nucleares sobre o consumo de álcool por adolescentes de vários países europeus.[1-3]

Esse estudo realizado em vários países sobre o consumo de álcool e drogas entre jovens europeus de 15 a 17 anos de idade foi conduzido, pela primeira vez, em 1995. O segundo e o terceiro ESPAD aconteceram nos anos de 1999 e 2003, respectivamente. A coleção de dados mais recente foi realizada em 2007 e o relatório baseado nesse levantamento está prestes a ser publicado.

DADOS E METODOLOGIA

AMOSTRAS

Em 2003, dados do ESPAD foram colhidos em 35 países da Europa[3], formando um estudo transversal de estudantes em colégios secundários, nascidos em 1987, com idade média entre 15 e 16 anos. O número de amostras foi determinado para representar cada nação, variando de 555 amostras na Groenlândia a quase 6.000 na Polônia (Tabela 1).

As amostras usadas nessa comparação foram de alunos que relataram:

- prevalência de abstinência por um período de 12 meses;
- prevalência do uso de álcool pelo menos 40 vezes durante a vida;
- prevalência do uso de álcool até atingir a embriaguez pelo menos 20 vezes durante a vida;
- prevalência de problemas relacionados ao consumo de álcool.

As questões levantadas no questionário foram divididas em quatro categorias:

- problemas individuais:
  - desempenho fraco na escola ou no trabalho;
  - causou danos a objetos pessoais;
  - perdeu dinheiro ou outros pertences de valor;
  - sofreu um acidente ou teve ferimentos que exigiram atenção hospitalar ou de emergência;
- problemas de relacionamento:
  - rixas ou desentendimentos;
  - problemas de relacionamento com amigos, pais e professores;
- problemas sexuais:
  - fez sexo e se arrependeu no dia seguinte;
  - fez sexo sem preservativo;
- problemas de delinqüência:
  - envolveu-se em uma briga;
  - foi vítima de roubo ou roubou;
  - teve problemas com a polícia.

TABELA 1 NÚMERO DE ESTUDANTES PARTICIPANTES E ÍNDICES DE RESPOSTA DOS PAÍSES DO ESPAD EM 2003

País	Número de estudantes participantes	Índice de respostas (%)[a]
Alemanha	5.110	89[b]
Áustria	2.402	90
Bélgica	2.320	81[b,c]
Bulgária	2.740	85
Chipre	2.152	88
Croácia	2.884	88
Dinamarca	2.978	89
Eslováquia	2.276	87
Eslovênia	2.785	88
Estônia	2.463	86
Finlândia	3.543	91
França	2.199	91
Grécia	1.906	83
Groenlândia	555	68[d]
Hungria	2.677	82
Ilha de Man	721	85[b]
Ilhas Faroe	640	91
Irlanda	2.407	96
Islândia	3.348	81
Itália	4.871	98
Letônia	2.841	84[b]
Lituânia	5.036	88
Malta	3.500	83
Noruega	3.833	87[d]
Países Baixos	2.095	93[b]
Polônia	5.964	85
Portugal	2.946	96
Reino Unido	2.068	84[b]
República Tcheca	3.195	95
Romênia	4.371	84
Rússia	1.925	80[b]
Suécia	3.232	87
Suíça	2.613	83
Turquia	4.177	91
Ucrânia	4.173	83

(a) alunos participantes de salas/turmas participantes; (b) índice calculado a partir da salas/turmas participantes; (c) 93% em escolas cuja língua oficial é belga e 72% em escolas cuja língua é francês; (d) uma estimativa não-baseada em relatórios de sala de aula. Mostra a proporção de alunos participantes em relação a todos os alunos nascidos no país em 1987 e não em relação aos alunos das salas/turmas participantes.

Fonte: ESPAD.[3]

RESULTADOS

PREVALÊNCIA E ABSTINÊNCIA

O maior índice de abstinência entre estudantes europeus foi encontrado na Islândia (36%). Em outros países nórdicos, nos quais o governo tem o controle sobre a venda do álcool, como a Finlândia, a Noruega, a Suécia e a Islândia, onde se costuma consumir muito álcool, cerca de 20% dos estudantes entre 15 e 16 anos de idade não tinham consumido bebida alcoólica nos 12 meses anteriores.

Há algumas décadas, havia uma distinção mais clara entre os países da Europa em relação à preferência por bebidas. No norte da Europa, por exemplo, os cidadãos preferiam bebidas destiladas; já nos países em que os cidadãos eram descendentes de anglo-saxônicos, a preferência era a cerveja. Nas últimas décadas, porém, a maneira de beber tem sido modificada; não existem mais costumes por determinadas bebidas, mas um consumo generalizado por qualquer bebida que contenha álcool.

Em alguns países do sul da Europa, onde o hábito de beber vinho é antigo e fez com que esses países tivessem o mais alto consumo de álcool, as taxas de abstinência também foram altas (26% em Portugal e 20% na França) (Tabela 2).

A taxa de abstinência na Grécia, um país que também consome muito vinho, foi de apenas 9%. Taxas igualmente baixas ou mais baixas foram encontradas em países que preferem cerveja, como Áustria, República Tcheca, Dinamarca, Alemanha e Inglaterra. Em muitos países, a taxa de abstinência era mais baixa entre moças do que entre rapazes.

A freqüência do consumo de álcool entre jovens adolescentes ainda é relativamente baixa. Entre quase todos os países estudados no ESPAD, menos da metade dos estudantes entre 15 e 16 anos de idade foram considerados consumidores freqüentes, isto é, que consumiram álcool mais de 40 vezes durante a idade limite do estudo (Tabela 2).[3] O único país em que 50% dos estudantes entrevistados relataram consumo freqüente de álcool foi a Dinamarca. Outros países com proporções altas de consumidores freqüentes de álcool foram a Áustria, a República Tcheca, a Holanda, a Irlanda e a Inglaterra.

Consumo nocivo de álcool entre estudantes europeus: resultados do ESPAD

TABELA 2 **PREVALÊNCIA DE VÁRIOS INDICADORES DE COMPORTAMENTO DE CONSUMO DE ÁLCOOL ENTRE ADOLESCENTES DE 15 E 16 ANOS NOS PAÍSES DO ESPAD EM 2003**

País	Prevalência de abstinência (%)	Prevalência de ter bebido ao menos em 40 ocasiões (%)	Prevalência de intoxicação em, ao menos, 20 ocasiões (%)
Alemanha	7	37	12
Áustria	7	48	21
Bélgica	14	36	7
Bulgária	14	27	10
Chipre	21	21	2
Croácia	18	27	9
Dinamarca	5	50	36
Eslováquia	10	34	14
Eslovênia	17	25	15
Estônia	13	32	26
Finlândia	20	20	26
França	20	22	3
Grécia	9	35	3
Groenlândia	27	13	21
Hungria	16	21	11
Ilha de Man	6	45	29
Ilhas Faroe	24	32	24
Irlanda	12	39	30
Islândia	36	14	16
Itália	18	24	5
Letônia	13	26	14
Lituânia	6	38	21
Malta	10	33	4
Noruega	24	15	14
Paíse Baixos	15	45	6
Polônia	15	27	10
Portugal	26	14	3
Reino Unido	9	43	27
República Tcheca	5	46	18
Romênia	20	18	3
Rússia (Moscou)	14	39	15
Suécia	23	17	17
Suíça	12	27	10
Turquia	65	7	1
Ucrânia	16	22	18

Fonte: ESPAD.[3]

As proporções mais baixas de consumidores freqüentes foram encontradas na Groenlândia, na Islândia, na Noruega e em Portugal. Na maioria dos países, os rapazes relataram ter bebido pelo menos 40 vezes ou mais durante suas vidas.

PREVALÊNCIA DURANTE A VIDA DO BEBER ATÉ SE EMBRIAGAR

Em muitas culturas, beber até se embriagar é característica dos adolescentes e adultos jovens, sendo que os rapazes são mais propensos a esse comportamento que as moças.[3-5] De acordo com os estudos do ESPAD, é comum que estudantes bebam até se embriagar, porém, a prevalência de embriaguez varia consideravelmente entre os países (Tabela 2). Em países nórdicos e bálticos, bem como na Áustria, na República Tcheca, na Irlanda e na Inglaterra, aproximadamente 20% dos estudantes dentro da idade pesquisada relataram ter consumido álcool excessivamente em pelo menos vinte ocasiões. Já nos países do sul da Europa, como na Bélgica e na Holanda, apenas 5% ou menos relatam ter tido comportamento semelhante. Nos países da Europa Central e da Europa Oriental, houve uma variação de 5 a 20% na proporção de estudantes que relataram ter consumido álcool no padrão *"binge".*

FREQÜÊNCIA DO ATO DO BEBER ATÉ SE EMBRIAGAR

A partir dos dados do ESPAD, é possível analisar a relação dos jovens que consomem álcool freqüentemente ou para se embriagar. Nos países que produzem vinho (França, Grécia, Itália e Portugal), o consumo de álcool por adolescentes pode ser caracterizado como freqüente, mas moderado[6], contrastando com os países nórdicos, nos quais o consumo de álcool pode ser considerado relativamente baixo entre os estudantes. Quando há ingestão de bebida alcoólica por esses jovens, no entanto, esta geralmente tem a finalidade da embriaguez.

Na Dinamarca, na Irlanda e na Inglaterra, onde há preferência por cerveja, os estudantes bebem com freqüência e até ficarem embriagados (Figura 1). Todavia, isso não acontece em todos os países que preferem cerveja, como a Alemanha, a

Consumo nocivo de álcool entre estudantes europeus: resultados do ESPAD

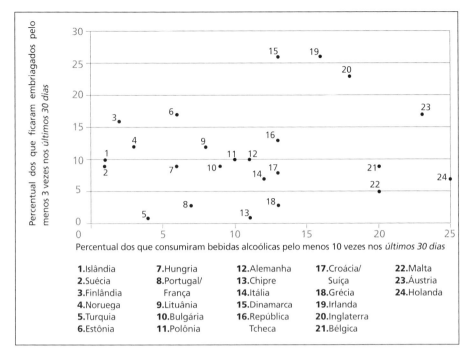

Figura 1   Freqüência com que estudantes entre 15 e 16 anos dos países do ESPAD em 2003 beberam e ficaram embriagados nos *últimos 30 dias*. (Ver figura em cores no Caderno Colorido.)

República Tcheca e a Bélgica, onde foi demonstrado que os hábitos de consumo não estão associados às bebidas alcoólicas e que certos tipos de bebidas podem ser utilizados no dia-a-dia como parte da tradição alimentar. Os padrões predominantes de ingestão de álcool, porém, estão relacionados às bebidas alcoólicas preferidas por esses estudantes.

DIFERENÇAS DE GÊNERO

Sexo e idade são importantes fatores que influenciam no padrão de consumo alcoólico. Em quase todas as sociedades do mundo, homens tanto jovens quanto adultos bebem mais que as mulheres em geral. Durante a adolescência, porém, o modo de consumo do álcool não difere muito pelo sexo, de modo que, no começo da juventude, adolescentes do sexo feminino podem beber com mais freqüência que adolescentes do sexo masculino, o que está associado ao fato de a maturidade chegar mais cedo para o sexo feminino que para o masculino. Além disso, em muitos casos, as adolescentes ainda estão formando os laços familiares ou não possuem outros tipos de responsabilidade. Todavia, quando passam da fase da adolescência para a fase de jovens adultas, o consumo de bebidas alcoólicas diminui gradativamente, conforme vão envelhecendo.[7]

O estudo do ESPAD e outras análises científicas demonstram que muitos países europeus têm apresentado uma convergência do sexo masculino e feminino segundo os padrões de consumo de álcool, o que complica ainda mais a distinção em relação ao gênero dos dois grupos.[3-4,8] Por exemplo, mesmo que o consumo de cerveja e bebidas destiladas ainda seja mais freqüente entre rapazes que entre moças, as prevalências de consumo são praticamente iguais entre os gêneros. Da mesma forma, na maioria dos países estudados, a freqüência de embriaguez é bastante semelhante para ambos os sexos[3]. A convergência nos padrões de consumo de álcool é especialmente óbvia em países nórdicos, na Irlanda e na Inglaterra. Nos países da região sudeste da Europa, porém, a diferenciação entre os dois gêneros ainda existe.

PROBLEMAS DECORRENTES DO CONSUMO DE ÁLCOOL

O número de estudantes que já tiveram problemas relacionados ao consumo de álcool é bastante alto em alguns países do ESPAD. O problema individual mais indicado pelos estudantes foi danos causados aos objetos pessoais, com índice médio de 12%. Outros problemas citados foram a perda de dinheiro ou de outros objetos valiosos e o envolvimento em acidente ou presença de ferimentos, com índices de 8 e 6%, respectivamente. As outras categorias restantes foram mencionadas somente por 2 a 3 % dos estudantes.

O problema de relacionamento mais citado pelos estudantes foi o de rixa ou desentendimento, que apresentou média de 11%. Outros itens indicados foram os problemas de relacionamento com pais (8%) e com os amigos (6%). Somente 2%

dos estudantes indicaram ter problemas com professores. Na questão sobre problemas sexuais, os indicadores são iguais em ambos os sexos, com média de 5%.

Na Irlanda, os problemas com professores e os problemas sexuais foram retirados do questionário. As porcentagens mais elevadas de estudantes que tiveram problemas pessoais são encontradas na Lituânia, com 14%, na Irlanda, na Ilha de Man e na Inglaterra, com 13%, e na Dinamarca, com 12%. Proporções menores são encontradas em Chipre, na França, na Grécia e na Turquia, com 2%, e na Bélgica, na Itália, em Malta, em Portugal e na Suíça, com 3%.

Em relação aos problemas de relacionamento, as taxas mais altas foram encontradas na Lituânia (19%), na Dinamarca (15%), na Finlândia (12%), na Groenlândia, na Irlanda (10%) e na Ilha de Man (10%), contrastando com os índices do Chipre, da Grécia e da Turquia, de 2%, e da Itália, da Holanda e de Portugal, de 3%.

Comparando-se individualmente a questão sexual, países como Groenlândia e Ilha de Man apresentam índices acentuados de problemas relacionados à sexualidade, nos quais as taxas são de 17 e 13%, respectivamente. Além disso, estudantes desses países afirmaram ter tido algum tipo de experiência sexual problemática.

Outros países que indicaram variáveis altas foram Dinamarca e Inglaterra, com 9%, seguidos pela Finlândia, com 8%.

A Lituânia apresenta o índice mais alto (10%) de problemas relacionados à deliqüência, à frente da Irlanda e da Ilha de Man (9%) e da Dinamarca e Inglaterra (8%). Bélgica, França, Itália, Malta, Holanda, Portugal, Suíça e Turquia, ainda com índices baixos (2%), apresentam os mesmos problemas. Em Chipre e na Grécia, também foram encontrados estudantes com problemas de delinqüência (1%).

Na Figura 2, o padrão de problemas encontrados nos países estudados é visualizado por meio do número de itens nos quais o país atingiu a maior média. Assim, para cada problema e cada país, o número de itens marcados acima da média é somado e resumido.

A soma maior de itens que excederam a média foi encontrada na Dinamarca e na Ilha de Man (13 acima da média), sendo que a Finlândia e a Lituânia apresentaram 12 acima, a Irlanda 11 e a Letônia e a Inglaterra 10. Os países com mais problemas relacionados foram os nórdicos e bálticos e as Ilhas Britânicas.

Álcool e suas conseqüências: uma abordagem multiconceitual

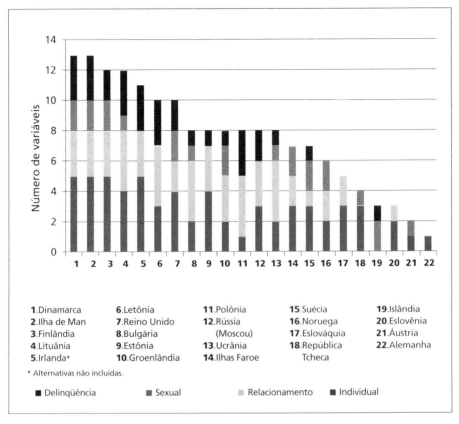

Figura 2   Problemas causados pelo álcool vivenciados por estudantes entre 15 e 16 anos pertencentes aos países do ESPAD em 2003. O número de variáveis dentro de cada "grupo de problemas", em relação à percentagem de cada país, excede a média de todos os países. (Ver figura em cores no Caderno Colorido.)

Os países cujas porcentagens não excederam as médias são predominantemente do Mediterrâneo, havendo poucos países na Europa Central.

Na maioria das categorias de problemas, as médias não demonstram padrão claro entre os sexos. As médias sobre relacionamentos individuais e problemas individuais sobre sexo são iguais tanto para rapazes quanto para moças. A única categoria de problemas que revelou uma diferença foi a de delinqüência, sendo que os rapazes indicaram esse fato com mais freqüência do que as moças (6 *versus* 3%). Como os rapazes se envolvem mais em rixas e brigas do que as moças, as médias obtidas para este tipo de problema foi de 10% e 5%, respectivamente.

O padrão de menor diferença entre rapazes e moças também é encontrado na maioria dos países. Quando há diferenças, a média usualmente é mais alta entre os rapazes. Todavia, na maioria dos países nórdicos e das Ilhas Britânicas, mais moças relataram ter tido problema sexuais relacionados ao seu próprio consumo de álcool.

RESUMO E DISCUSSÃO

O consumo de álcool é um comportamento social adquirido por meio do contato com outros indivíduos, como pais e companheiros. Isto é, o comportamento de adolescentes que bebem está relacionado ao meio cultural e ao modo de consumo da população inteira. Estudos internacionais têm demonstrado que os padrões de consumo de álcool variam muito, não apenas entre países e culturas diferentes, mas, também, entre grupos de populações dentro dos mesmos países.[9]

Ainda que haja semelhanças, o modo de consumir álcool dos adolescentes é muito diferente do modo com que os adultos o fazem, além de ter algumas características especiais devido às condições de vida dos jovens entre 15 e 16 anos de idade, que são muito diferentes das condições de um adulto. A mídia (particularmente a indústria de propaganda), a internet e a cultura internacional da juventude, por exemplo, afetam muito mais os padrões de consumo de álcool dos adolescentes do que dos adultos.[10-11]

Uma das diferenças entre padrões de consumo de álcool entre jovens refere-se ao gênero. Em quase todos os países, os homens bebem com mais freqüência e consomem maiores quantidades de álcool que as mulheres.[12] Entre adolescentes, especialmente no começo da puberdade, porém, as diferenças são poucas ou inexistentes.

Em outras análises e usando dados do ESPAD, foi constatado que as diferenças entre os gêneros, relacionadas à embriaguez, foram maior na França e em Portugal do que na Hungria e na Grécia.[12] É possível que um forte controle social previna a embriaguez, especialmente entre moças da França e de Portugal, embora, em países nórdicos e bálticos, esse controle já exista. Em países como a Islândia, a Noruega, a Suécia e a Finlândia, já existe, há bastante tempo, uma tradição formal para o controle do consumo de álcool entre jovens, proibindo o consumo de álcool por menores de 21 anos de idade.

Além disso, consumir álcool até se embriagar é uma característica mais prevalente nos adolescentes que nos adultos; por esse motivo, a maioria dos problemas relacionados ao álcool e que afetam os adolescentes é oriunda de períodos de consumo pesado e de embriaguez do que consumo crônico de álcool, pois poucos deles consomem grandes quantidade de álcool regularmente. Em contraste, adultos mais velhos queixam-se mais dos efeitos adversos e colaterais (p.ex., cirrose), que são resultantes de um consumo de álcool prolongado.

Como os dados levantados por pesquisadores sobre os padrões de consumo de álcool são baseados em informações obtidas na Europa e na América do Norte, é difícil fazer comparações globais dos padrões de consumo. Para tanto, as pesquisas científicas devem focar mais regiões além da América do Norte e da Europa e o estudo de acompanhamento dos participantes deve ser mais prolongado (p.ex., estudos longitudinais) para que seja possível avaliar de uma melhor maneira os achados de estudos transversais.

REFERÊNCIAS BIBLIOGRÁFICAS

1. Hibell B, Andersson B, Bjarnason T, Kokkevi A, Morgan M, Narusk A. The 1995 ESPAD report. Alcohol and other drug use among students in 26 European countries. Stockholm: Swedish Council for Information on Alcohol and Other Drugs, 1997.
2. Hibell B, Andersson B, Ahlström S, Balakieva O, Bjarnason T, Kokkevi A et al. The 1999 ESPAD report. Alcohol and other drug use among students in 30 European countries. Stockholm (Sweden): Swedish Council for Information on Alcohol and Other Drugs, 2000.
3. Hibell B, Andersson B, Bjarnason T, Ahlström S, Balakieva O, Kokkevi A et al. The ESPAD report 2003. Alcohol and other drug use among students in 35 European countries. Stockholm: Swedish Council for Information on Alcohol and Other Drugs, 2004.
4. Currie C, Roberts C, Morgan A, Smith R, Settertobulte W, Samdal O. Young people's health in context. Health behaviour in school-aged children (HBSC) study: international report from the 2001/2002 survey. Health policy for children and adolescents. n.4. Genebra: World Health Organization, 2004.

5. Kuntsche E, Rehm J, Gmel G. Characteristics of binge drinkers in Europe. Soc Sci Med 2004; 59:113-27.
6. Ahlström S, Metso L, Tuovinen EL. Ungdomars bruk av rusmedel i Europa 1995 och 1999. Nordisk Alkohol & Narkotikatidskrift 2001; 18:283-95.
7. Ahlström S, Bloomfield K, Knibbe R. Gender differences in drinking patterns in nine European countries: descriptive findings. Subst Abus 2001; 22:69-85.
8. Johnston LD, O'Malley PM, Bachman JG. Monitoring the future national survey results on adolescent drug use: overview of key findings, 1999. Bethesda: National Institute on Drug Use, 2000.
9. Rehm J, Rehn N, Room R, Monteiro M, Gmel G. The global distribution of average volume of alcohol consumption and patterns of drinking. Eur Addict Res 2003; 9:147-56.
10. Unger JB, Schuster D, Zogg J, Dent CW, Stacy AW. Alcohol advertising exposure and adolescent alcohol use: a comparison of exposure measures. Addict Res Theory 2003; 11:177-93.
11. Carroll TE, Donovan RJ. Alcohol marketing on internet: new challenges for harm reduction. Drug Alcohol Rev 2002; 21:83-91.
12. Ahlström S. Gender differences in youth drinking cultures. In: Järvinen M, Room R (eds.). Youth drinking cultures. Hampshire: Ashgate Publishing Limited, 2007.

Padrões de consumo do álcool e problemas decorrentes do beber pesado episódico no Brasil

Laura Helena S. G. Andrade
Camila Magalhães Silveira
Silvia S. Martins
Carla L. Storr
Yuan-Pang Wang
Maria Carmen Viana

INTRODUÇÃO

Estudos recentes, tendo como base as populações dos países da América Latina e região do Caribe (ALC), como o México[1], o Chile[2,3] e o Brasil[4,5], deram suporte à literatura científica com evidências sobre a carga crescente de doenças mentais, incluindo o consumo do álcool, nesta região[6]. Murray e Lopez[7] previram, em 1996, que, até o ano de 2020, a proporção de anos vividos com incapacitação (*disability-adjusted life years* – DALY) atribuída a condições neuropsiquiátricas será de 20,6% nessa região.

O álcool é um dos fatores de risco mais importantes para a Carga Global de Doenças (*Global Burden of Disease* – GBD), particularmente na ALC, onde 10% das mortes e incapacitações são atribuídas ao álcool[8]. Na região B, estabelecida pela Organização Mundial de Saúde (OMS), onde há baixas taxas de mortalidade infantil e de mortalidade em adultos e na qual o Brasil está localizado, o álcool é o fator principal de risco para a carga de doença, contabilizando 11,4% de anos de vida perdidos por incapacitação (DALY) nas estimativas de 2000, mostrando maiores porcentagens para homens (17,3%) do que para mulheres (4,1%)[9].

A maioria dos registros disponíveis sobre padrões de consumo do álcool provém de pesquisas feitas em países desenvolvidos e em países em desenvolvimento, onde reside a maior parte da população mundial, porém pouco se sabe sobre esse assunto.[10]

O consumo do álcool é responsável por taxas consideráveis de mortalidade e morbidade[11], mas nas mais recentes divulgações da OMS, os autores afirmaram, de forma unânime, que são necessários mais dados epidemiológicos sobre o consumo do álcool, especialmente em países de baixa e média renda.[12-15]

A prevalência média de transtornos relacionados ao uso do álcool (abuso/dependência), com base em 14 estudos, sendo a maioria conduzida nos Estados Unidos, foi de 5,9%[16]. De acordo com um importante estudo idealizado pelo governo norte-americano[17], o custo estimado para o consumo de álcool e de outras drogas é de aproximadamente 200 bilhões de dólares por ano. Essas estimativas são baseadas em custos diretos e indiretos, sendo que os diretos são, geralmente, custos relacionados a tratamento.

O Brasil, país de poder aquisitivo médio, é o maior país da América Latina, com população atual de quase 190 milhões de habitantes[18]. O país passou por uma série de mudanças na última década, o que inclui o aumento da urbanização, dos recursos educacionais e da expectativa de vida e a redução dos níveis de pobreza e das taxas de natalidade e mortalidade.[18] Como conseqüência, o Brasil está passando por uma transição epidemiológica, com mudanças nos padrões de morbidade e mortalidade.

As pesquisas epidemiológicas podem contribuir muito para o entendimento dos padrões de consumo do álcool em países em desenvolvimento, como o Brasil, e para o desenvolvimento futuro de estratégias de prevenção cuja meta é reduzir os problemas causados pelo uso do álcool e os transtornos relacionados a ele. Estudos epidemiológicos, como o Estudo na Área de Captação do Hospital das Clínicas em São Paulo (Epidemiologic Catchment Area – São Paulo – SP – ECA), com dados obtidos entre 1994 e 1995, e estudos em megacidades, como o São Paulo Megacity (São Paulo Megacity Study), com dados recolhidos entre 2005 e 2007, constituem oportunidade única para examinar se ocorreram mudanças nos padrões de consumo do álcool e nas prevalências de abuso/dependência na população geral da cidade de São Paulo.

O CONSUMO DE ÁLCOOL NO BRASIL E A IMPORTÂNCIA DO SEU ESTUDO NOS PADRÕES DE CONSUMO

A maioria das evidências disponíveis sobre os padrões de consumo de álcool provém de países desenvolvidos, e pouco se sabe sobre estes padrões em países em desenvolvimento, onde reside a maioria da população mundial[10].

No Brasil, o consumo anual de álcool *per capita*, conforme verificado em 2004, incluindo o consumo não-registrado, foi estimado em 8,32 litros de álcool puro por adulto, quantidade muito acima da média mundial, de 5,8 litros.[19] Recentemente, o volume médio de álcool consumido foi classificado como um preditor incompleto do beber nocivo, e mais atenção tem sido direcionada aos padrões de consumo do álcool.[20] O Brasil tem pontuação 3 no critério criado para a Avaliação de Risco Comparativo (ARC) (Comparative Risk Assessment – CRA), que é um módulo da publicação Carga Global de Doenças, projetado para avaliar mudanças na saúde da população resultantes da exposição ao consumo nocivo de álcool. O critério abrange diversos indicadores de beber pesado episódico (BPE), incluindo beber em locais públicos e freqüência de beber durante as refeições[21]. O comportamento menos prejudicial é designado pelo número 1 e o mais prejudicial pelo 4.[9] Além disso, cerca de 50% das hospitalizações psiquiátricas dos brasileiros estão relacionadas ao consumo e ao abuso/dependência de álcool.[22]

Alguns estudos locais sugeriram um quadro preocupante. Em uma pesquisa feita nas 24 maiores cidades no estado de São Paulo, a prevalência da dependência alcoólica aumentou de 6,6% para 9,4% em um período de dois anos.[23] Em Porto Alegre (região Sul do Brasil), Moreira et al. descobriram que 9,3% do grupo pesquisado era dependente de álcool, 15,5% bebia pesado, 12,3% bebia diariamente e apenas 12,3% era abstinente.[24] Em duas pesquisas realizadas com estudantes da Universidade de São Paulo (USP) em 1996 e em 2001, observou-se um aumento considerável no consumo de álcool em longo e médio prazos.[25] Carlini et al., 1990 verificaram que a prevalência de consumo de álcool entre estudantes era de 9,2% e, em 1997, Carlini et al.[26] verificaram uma prevalência de 15%.

No Brasil, os problemas decorrentes do uso do álcool ainda são citados como os relacionados à dependência alcoólica. Todavia, estudos mostram que há problemas tão ou mais graves relacionados a outros padrões de consumo do álcool[27], de modo que:

- bebedores pesados apresentam mais transtornos psiquiátricos co-mórbidos que os bebedores moderados[13];
- transtornos psiquiátricos estão mais relacionados à quantidade e à freqüência do beber que a sintomas decorrentes de um transtorno decorrente do uso do alcoólico[28,29];
- cada vez mais é dada atenção à relação entre o beber de risco e os prejuízos sociais do álcool, bem como à relação com doença;[29]
- o beber de risco, em longo prazo, pode ser um precursor de transtornos relacionados ao uso e ao desenvolvimento do abuso/dependência;[29]
- histórico de consumo abusivo de álcool é um fator de risco para a violência.[30]

PADRÕES DE CONSUMO ALCOÓLICO ENTRE ADULTOS NO BRASIL

Os estudos epidemiológicos mais abrangentes sobre o consumo de álcool na população geral foram feitos pelo Centro Brasileiro de Informações sobre Drogas Psicotrópicas (CEBRID)[23,26]. A prevalência do uso do álcool foi estimada na população brasileira pela primeira vez em 2000.[26] Esse estudo compreendeu, especificamente, 107 cidades brasileiras com mais de 200 mil habitantes, correspondendo a 47.045.907 habitantes, ou seja, 27,7% da população. A pesquisa foi feita com 8.589 entrevistados, e a prevalência de uso de álcool na vida foi de 68,7%. Essa proporção manteve-se relativamente estável nas diferentes faixas etárias, uma vez que, entre adolescentes (12 a 17 anos de idade), quase 50% já haviam consumido bebida alcoólica.

A prevalência de dependência alcoólica foi de 11,2%, sendo 17,1% entre homens e 5,7% entre mulheres. As prevalências de dependência foram maiores nas regiões Norte e Nordeste do país (16%) e o fator ainda mais preocupante é que, no Brasil, 5,2% dos adolescentes se mostraram dependentes do álcool. No Norte e no Nordeste, essas prevalências foram próximas a 9%. Nesse estudo, o consumo de álcool na vida foi de 68,7% – porcentagem próxima à do Chile (70,8%) e a dos Estados Unidos (81%).

Uma distinção crucial feita na literatura no que diz respeito ao BPE envolve a quantidade média de consumo de álcool de uma pessoa e a freqüência (doses consumidas por semana). Apesar de haver muito debate e pouco consenso sobre uma definição precisa deste conceito, a maioria dos cientistas concorda que o BPE exige o consumo de pelo menos quatro a cinco doses de bebida alcoólica em uma única ocasião.[31] Efeitos adversos à saúde, associados ao beber pesado incluem danos físicos não-intencionais (p.ex., acidentes automobilísticos, quedas, afogamentos, hipotermia e queimaduras), suicídio, síndrome da morte súbita infantil, envenenamento por álcool, hipertensão, infarto agudo do miocárdio, gastrite, pancreatite, doenças sexualmente transmissíveis, meningite e descompensação do diabetes. A intoxicação alcoólica leva a altos custos sociais e econômicos, o que inclui violência interpessoal (homicídios, brigas, violência doméstica, estupro e abuso infantil), síndrome alcoólica fetal, gravidez indesejada, negligência dos cuidados com as crianças e perda da produtividade. Reduzir os índices de BPE em adultos é uma das principais metas de saúde para o Healthy People 2010.[32]

Uma das causas mais comuns de morte por motoristas alcoolizados se deve aos acidentes automobilísticos. Outras causas comuns, entre os homens, são: homicídio, suicídio, *overdose* alcoólica e afogamento, e, entre as mulheres, homicídio, acidente vascular cerebral hemorrágico e suicídio. Almeida-Filho et al.[33] verificaram o consumo prejudicial/nocivo do álcool em ambos os gêneros em uma cidade do Nordeste do Brasil. Eles definiram o consumo nocivo como o BPE diário ou semanal somados a episódios de embriaguez ou como a embriaguez freqüente (pelo menos uma vez por semana). Cerca de 56% dos entrevistados admitiram beber semanalmente e a prevalência do uso do álcool nos 12 meses anteriores à pesquisa foi de 7%, sendo seis vezes mais prevalente nos homens que nas mulheres (13% *versus* 2,4%). Usando os dados do estudo da SP-ECA, Silveira et al.[34] mostraram que a prevalência no último ano do beber pesado foi de 10,7%, com 15,4% de homens e 7,2% de mulheres com este padrão de beber. Castro-Costa et al. descreveram, pela primeira vez, o padrão de consumo de álcool em 400 indivíduos com mais de 60 anos de idade, 12% afirmaram beber pesado, enquanto 10,4% bebiam no padrão *binge* (faziam o consumo de 5 ou mais doses de bebida alcoólica em uma ocasião) e 2,9% eram dependentes[35].

Pesquisas epidemiológicas realizadas nas duas últimas décadas mostraram que abuso e a dependência do álcool, no início da vida adulta, diagnosticados de acordo com o DSM-IV, são mais freqüentes do que se pensava. Em países desenvolvidos, as prevalências para a dependência do álcool são consideráveis; alguns estudos apresentam valores de 10% ou mais da população.[36-40] Assim, é importante examinar a questão da evolução temporal do uso do álcool, uso freqüente e do abuso/dependência.

Apesar das evidências consistentes sobre as diferenças entre os transtornos relacionados ao uso do álcool (abuso/dependência) entre homens e mulheres[41,42], não está claro se há diferenças entre os gêneros nos padrões de transição.

CONVERGÊNCIA ENTRE OS GÊNEROS

As hipóteses a respeito das diferenças de gênero no consumo de álcool provêm primariamente de aspectos biológicos e socioculturais.[43] Do ponto de vista biológico, a mesma quantidade de álcool consumida por um homem e uma mulher de mesmo peso produzirá maior concentração de álcool no sangue da mulher devido a diversas razões, como a menor quantidade de líquido corporal, diferenças na concentração da enzima álcool desidrogenase, metabolismo e níveis hormonais no corpo da mulher.[44] Interagindo com os fatores biológicos há, ainda, as influências socioculturais no comportamento de beber, que, ultimamente, têm recebido atenção considerável na literatura. As áreas de interesse, além das diferenças transculturais nos padrões de consumo de álcool entre os gêneros incluem abstinência, intoxicação e comportamentos sexuais relacionados.[43]

De acordo com Wilsnack e Wilsnack,[45] as diferenças de gênero no consumo de álcool estão baseadas na forma como cada cultura enxerga os papéis do homem e da mulher. Nas últimas décadas, houve uma preocupação crescente com o comportamento de beber como um aspecto relacionado ao papel do homem e da mulher na sociedade, visto que, em algumas culturas, a diferença entre os gêneros no comportamento de beber diminuiu. Uma hipótese comum sobre essa convergência é que as crescentes oportunidades para as mulheres atuarem em funções tradicionalmente masculinas (principalmente na força de trabalho) as permitiriam e encorajariam a beber mais, apesar das conseqüências mais deletérias nas mulheres.[46] Consistente com essa hipótese, verifica-se que a convergência é mais freqüente entre adolescentes ou adultos jovens.[47]

Apesar do consumo do álcool entre homens universitários ser maior do que entre as mulheres,[31,48] há evidências de convergência entre os gêneros no comportamento de beber. Entre os universitários, por exemplo, há evidência de que a principal motivação para beber, entre homens e mulheres, seja para facilitar o enfrentamento.[49,50] No entanto, descobriu-se que homens universitários afirmam ter uma motivação mais significativa para beber por razões sociais e que são mais propensos a beber para ficar "altos", em comparação às universitárias.[51] O problemas de consumo de álcool têm sido relacionados, sistematicamente, ao enfrentamento de emoções negativas tanto na população de universitários como na população em geral[52,53]. Assim, é importante entender a relevância do gênero em relação a essas populações.

Os transtornos relacionados ao álcool entre as mulheres tornaram-se progressivamente predominantes a partir da 2ª Guerra Mundial[54], com prevalência de dependência entre 4 e 8%.[55,56] Dados indicam que o início de consumo de álcool entre as mulheres está ocorrendo em idades cada vez menores, aumentando, portanto, o risco de desenvolver dependência alcoólica. A preocupação é maior tendo em vista que as mulheres são dadas como mais "vulneráveis" que os homens em relação às consequências de saúde do consumo do álcool.[57]

Foram registrados alguns estudos sobre brasileiras usuárias dessa substância.[58] Na América Latina, por exemplo, Andrade et al.[5] reportaram taxas variáveis entre

Álcool e suas conseqüências: uma abordagem multiconceitual

homens e mulheres sobre a prevalência de abuso/dependência de álcool de 5 a 10:1. Em Campinas/SP, Brasil, uma pesquisa com 515 indivíduos revelou que a prevalência da dependência alcoólica foi de 6,6% (razão homem/mulher (RHM) = 4:4:1). Essa RHM varia conforme a idade, sendo menor no grupo mais jovem (2.1:1 por 6.8:1). Outro estudo, ainda usando dados de duas comunidades de uma cidade da região Sudeste do Brasil, encontrou diferenças entre os gêneros nos padrões de beber relacionados a fatores socioculturais.[59] Uma das comunidades (Botucatu) tinha uma população mais velha, predominantemente católica, instruída e caucasiana, com mais mulheres na força de trabalho; a outra (Rubião Jr.) tinha níveis socioeconômico e educacional bem mais baixos.

Dados de Botucatu mostraram que as mulheres e os homens apresentavam padrões de consumo de álcool similares, demonstrando que, conforme as funções das mulheres na sociedade tornaram-se mais similares as dos homens, seus padrões de consumo de álcool também. Rubião Jr. apresentou consumo alcoólico muito maior entre os homens, sendo que quase 22% destes com menos de 49 anos de idade eram bebedores pesados.

Fácil acesso à bebida, fumar, ter uma fonte de renda e ter um parceiro que bebe foram importantes fatores de risco para o consumo de álcool entre mulheres. Futuramente, estudos para entender as diferenças entre os gêneros quanto ao consumo do álcool poderão direcionar a forma com que a sociedade controla ou reduz os problemas relacionados ao uso do álcool.

FATORES DEMOGRÁFICOS ASSOCIADOS AO CONSUMO DE ÁLCOOL NO BRASIL

Enquanto estudos em países desenvolvidos mostraram que um elevado nível socioeconômico (NSE) está associado ao consumo de álcool, freqüente ou não, o baixo NSE está associado ao beber pesado e à dependência.[60, 61, 62]

No Brasil, um estudo descobriu que o NSE elevado está associado a alto consumo de álcool, BPE e dependência entre homens.[63] Houve, também, achados similares ao analisar dados de homens e mulheres no sudeste brasileiro como parte do estudo em vários países sobre questões de Gênero, Cultura e Álcool (Gender,

Culture and Alcohol Problems – GENACIS)[60] e sobre o BPE e a dependência entre idosos em um estudo nacional.[35] Estudos conduzidos na região Sul do Brasil, por sua vez, mostraram que o beber pesado está associado a baixo NSE e a baixos níveis de instrução.[24] Em um estudo epidemiológico com 568 estudantes do ensino médio entre 14 e 20 anos de idade em São Carlos/SP, os adolescentes com NSE mais elevados tiveram maior prevalência de uso do álcool durante a vida quando comparados aos seus pares com baixo NSE.[64] Nos Estados Unidos, o nível baixo de instrução foi destaque como sendo um fator relacionado ao alto consumo de álcool entre os homens. Todavia, descobriu-se, também, que, nas mulheres, isso tem um efeito oposto.[65] No Brasil, os dados mostram que os homens consomem mais álcool que as mulheres (77,3 e 60,6%, respectivamente) durante suas vidas.[26] Entre aqueles maiores de 25 anos de idade, os homens consumiam cerca de cinco vezes mais que as mulheres e apresentavam taxas de dependência três vezes maiores. O maior número de dependentes estava entre aqueles com 18 a 24 anos de idade e o número mais baixo entre aqueles com 12 a 17. Os homens tinham maior prevalência de exposição a situações de risco físico sob a influência do álcool ou após o consumo, problemas pessoais relacionados ao álcool e perda de controle (consumo mais freqüente ou quantidade maior que a desejada).[26]

No Brasil, a razão entre homens e mulheres para o consumo de álcool na vida varia de 3:1 a 11:1.[33] Apesar das variações nos desenhos das pesquisas e procedimentos para identificação de casos, a maioria dos estudos que incluíam variações sociais confirmou que o alcoolismo está negativamente associado ao NSE, ao grau de instrução, ao nível ocupacional e à renda. Há, também, evidências científicas sugerindo que, no Brasil, o alcoolismo inicia-se nos homens em idades mais precoces e em indivíduos com baixo NSE quando comparados aos com elevado NSE.[33]

Há dois estudos recentes sobre o BPE no Brasil. Laranjeira et al.[66] conduziram uma pesquisa nacional e verificaram que 28% dos brasileiros, 40% homens e 18% mulheres, a maioria jovens (18 a 24 anos de idade), referiram beber no padrão *binge* no último ano e 50% beberam neste padrão pelo menos uma vez durante um período de 12 meses.

Silveira et al.[34] verificaram que a prevalência do BPE, na amostra avaliada no estudo ECA-SP, foi de 10,7% para os homens e de 7,2% para as mulheres, no último ano. Maiores prevalências do BPE foram encontradas entre as mulheres solteiras, com idade variando entre 18 e 44 anos e entre os homens, o BPE foi maior entre os solteiros, 18 a 24 anos, quando comparados a grupos de outras idades. Deve-se notar que esse problema de saúde pública foi reconhecido como a principal carga de doença no Brasil.[67] Almeida-Filho et al.[33] também mostraram que o beber pesado foi seis vezes maior entre homens que entre mulheres.

As explicações sociopsicológicas têm sido utilizadas para justificar essas prevalências, isto é, os homens podem ficar mais expostos às oportunidades para beber tanto por beber mais quanto por influências familiares ou sociais, como por estresse no trabalho, que são diferentes entre os gêneros.

Curiosamente, apesar do fato de o Brasil ser um país de diversidade racial, há poucos dados sobre a relação de consumo/abuso/dependência de álcool com diferenças de raça/etnia. Almeida-Filho et al.[33] investigaram sobre a associação entre a raça/etnia e o consumo/abuso de álcool na Bahia, que é um local caracterizado pela diversidade racial/étnica. O autor não encontrou qualquer relação entre esta e o consumo/abuso de álcool. Kerr-Corrêa et al.[44] conduziram um estudo em uma amostra representativa da população urbana com 740 indivíduos com baixa ingestão alcoólica e de padrões de consumo alcoólico muito similares. Nesta amostra, as mulheres, em sua maioria, estavam inseridas no mercado de trabalho, tinham renda própria e acesso ao álcool.

Nessa região, ademais, conforme esperado de um país latino-americano, a filiação religiosa (católicos e evangélicos/protestantes) pareceu ser um motivo importante para a abstinência. Para as mulheres, o único fator de risco para o beber pesado era beber sozinha; já para os homens, fumar e ter entre 35 e 49 anos foram os fatores associados ao BPE.

No Brasil, a associação entre NSE e uso, abuso e dependência de álcool ainda é controversa. Estudos epidemiológicos sobre as diferenças entre os gêneros e as diferenças de nível educacional relacionados ao consumo/abuso/dependência do álcool são praticamente inexistentes.

RELAÇÕES DO ÁLCOOL COM PROBLEMAS MÉDICOS

Há poucos estudos que registram problemas médicos relacionados ao consumo do álcool no Brasil. Mott et al. descobriram que 93,6% dos pacientes com pancreatite crônica na cidade de São Paulo apresentaram consumo pesado de álcool.

A dependência alcoólica é a principal causa de pancreatite crônica e cirrose hepática.[70] Lolio (1990)[71] encontrou uma relação significativa entre a hipertensão arterial e o consumo abusivo de álcool na população urbana de Araraquara/SP. Em outro estudo, Nappo[72] afirmou que o álcool era a substância mais comum em mortes não-naturais relacionadas à esta substância na cidade de São Paulo. Em uma pesquisa no mesmo estado, Noto et al.[73] avaliaram os casos de violência doméstica e o consumo de álcool e outras drogas, encontrando que, quando alegavam violência, 52% dos causadores estavam embriagados.

RELAÇÕES DO ÁLCOOL A CO-MORBIDADES PSIQUIÁTRICAS

A existência de transtornos co-mórbidos pode mudar a sintomatologia, interferir no diagnóstico, no tratamento e no prognóstico de ambos. No que diz respeito aos transtornos mentais, o álcool normalmente coexiste com outras doenças psiquiátricas. Em geral, mesmo o consumo de pequenas doses de álcool pode ter conseqüências mais sérias que aquelas observadas em pacientes sem co-morbidades.[74,75] Nas últimas décadas, a incidência desses transtornos parece ter aumentado e pode estar relacionada a maior atenção dada aos cuidados de saúde mental na população, ao acesso ao álcool e ao fechamento de hospitais psiquiátricos, o que deu prioridade ao tratamento de pacientes não-internados e ao aumento da disponibilidade de serviços relacionados ao uso do álcool.[76]

Acredita-se que cerca de 50% dos pacientes com trantornos mentais graves desenvolverão problemas relacionados ao consumo de álcool durante suas vidas.[77] Os estudos mostram que pacientes com co-morbidades, principalmente transtornos graves, apresentam maiores índices de agressividade, suicídio, detenção por atos ilícitos, custos com tratamentos e re-internações, além de não terem moradia e serem usuários freqüentes de serviços médicos. Esses pacientes apresentam pior evolução social e causam impacto negativo no orçamento familiar e na saúde de seus cuidadores.[78]

Muitos transtornos psiquiátricos estão relacionados ao abuso/dependência do álcool[38,79]. Em geral, co-morbidades psiquiátricas são mais prevalentes entre mulheres do que entre homens[79-84] e freqüentemente precedem o consumo de álcool.[85-87] Os trantornos de internalização (depressão e ansiedade) estão habitualmente associados ao consumo de álcool pelas mulheres[79,81] e os de externalização (transtorno de personalidade anti-social e dependência de outras drogas) são mais comuns entre os homens. Utilizando dados de sete países (incluindo dados do estudo da ECA-SP), Kessleret al.[88] mostraram que transtornos de conduta, de personalidade anti-social, de humor e de ansiedade estão associados a problemas relacionados ao consumo alcoólico e dependência.

No Brasil, Almeida-Filho et al.[89] examinaram a ocorrência mútua de sintomas de ansiedade e depressão com o abuso de álcool em uma amostra populacional de 2.302 adultos na Bahia. A co-morbidade entre abuso de álcool e sintomas de depressão e ansiedade foi baixa (cerca de 1% da amostra), o que pode estar relacionado ao fato de o estudo não ter utilizado critérios diagnósticós do DSM-IV ou CID-10. Já Menezes e Ratto[90] investigaram a prevalência de uso de substâncias entre 192 entrevistados em tratamento para transtornos mentais graves (psicose não-afetiva, transtorno bipolar ou depressão grave com sintomas psicóticos) em São Paulo; neste estudo, 7,3% apresentaram critério de abuso ou dependência de álcool.

POLÍTICAS PÚBLICAS SOBRE O CONSUMO DE ÁLCOOL NO BRASIL

Leis que procuram reduzir o consumo de álcool têm sido implementadas por países diferentes em vários períodos ao longo da história, visando a minimizar seus efeitos adversos na saúde, na segurança e no bem-estar da população.

Todavia, essas estratégias e intervenções foram abordadas apenas recentemente pela alçada científica. O ideal seria que as políticas públicas sobre o consumo de álcool fossem direcionadas por evidências científicas, provando a efetividade de custo, mostrando consistência nas ações implementadas, obtendo a aprovação e o apoio da comunidade e permitindo o desenvolvimento de estratégias que possam beneficiar a população.

No Brasil, os problemas relacionados ao uso do álcool são maiores que os relacionados às drogas.[26] Há diferenças substanciais entre as regiões no que diz respeito ao nível socioeconômico, ao acesso aos cuidados médicos, à educação e à história cultural do país. O Primeiro Consenso de Políticas Públicas sobre o álcool, elaborado a partir de uma reunião com pesquisadores e políticos, foi redigido em 2007, considerando evidências científicas internacionais e as escassas evidências locais na tentativa de reduzir efetivamente os custos sociais, a morbidade e a mortalidade relacionados ao uso do álcool.[66]

Apesar de a idade mínima para comprar bebida alcoólica ser 18 anos, o acesso ao álcool é relativamente fácil, conforme mostra um estudo conduzido na cidade de São Paulo.[91] Não há leis que controlem os horários de expediente dos bares e as licenças para vender bebidas alcoólicas ou que fiscalizem, geograficamente, a quantidade de bares por região.[84]

O Estado de São Paulo limitou o consumo de álcool para os motoristas banindo as vendas em estabelecimentos comerciais nas rodovias ou em suas proximidades[92] e, apesar do pouco reforço, houve uma redução nos acidentes automobilísticos que causam danos físicos.

Em 19 de junho de 2008, o Brasil aprovou lei de tolerância zero para os motoristas com qualquer concentração de álcool detectável no sangue. A lei n. 11.705 cancela a lei anterior, na qual determinava penalidades apenas para pessoas com valor maior ou igual a 0,6 gramas de álcool por litro no sangue (concentração de álcool no sangue – CAS). Válida em todo o território brasileiro, a lei também proíbe a venda de bebidas alcoólicas ao longo de trechos rurais em estradas federais. Um estudo conduzido por Duailibi et al.[93] em uma cidade da região Sudeste do Brasil revelou que 23,7% dos motoristas apresentavam algum nível de álcool no teste do bafômetro e que em 19,4%, o nível era o mesmo ou maior do que o legalmente permitido. Outro estudo, feito em Salvador (nordeste do Brasil), mostrou que 37% dos motoristas envolvidos em acidentes automobilísticos estavam sob a influência do álcool[94].

A lei n. 11.705, geralmente referida como Lei Seca, determina que os motoristas flagrados com concentração de álcool no sangue > 0,2 g (ou 0,02 de CAS) deverá pagar uma multa e ter o direito de dirigir suspenso por um ano. Os motoristas flagrados com nível de CAS > 0,06 serão presos e cumprirão de 6 meses a 3 anos de prisão.

Todos esses fatores são reflexos de padrões do consumo de álcool, de modo que são necessárias políticas públicas específicas e mais estudos para enfrentar o problema.

OLHANDO PARA O FUTURO

A monitoração do BPE do abuso/dependência de álcool por meio de dados epidemiológicos é extremamente importante, não apenas para o desenvolvimento de estratégias de prevenção, mas para o desenvolvimento de políticas públicas que visem diminuir o abuso e a dependência.

Dados provenientes de estudos populacionais como o São Paulo Megacity oferecem oportunidade única de se estudar os padrões de consumo do álcool.

Além disso, a verificação do impacto na saúde e na economia provocado pelo consumo abusivo do álcool pode nortear políticas públicas a partir de intervenções ou projetos em populações específicas.

REFERÊNCIAS BIBLIOGRÁFICAS

1. Medina-Mora ME, Borges G, Lara C, Benjet C, Rojas E, Zambrano J et al. Prevalence, service use, and demographic correlates of 12-month DSM-IV psychiatric disorders in Mexico: results from the Mexican National Comorbidade Survey Psychol Med 2005; 35:1773-83.
2. Araya R, Rojas G, Fritsch R, Acuña J, Lewis G. Common mental disorders in San-tiago, Chile: prevalence and sociodemographic correlates. Brit J Psychiatry 2001; 178:228-33.
3. Vicente B, Kohn R, Rioseco P, Saldivia S, Baker C, Torres S. Population prevalence of psychiatric disorders in Chile: 6-months and 1-month rates. Br J Psychiatry 2004; 184:299-305.

4. Almeida-Filho N, Mari JJ, Coutinho E, França JF, Fernandes J, Andreoli SB et al. Brazilian multicentric study of psychiatric morbidity: methodological features and prevalence estimates. Br J Psychiatry 1997; 171:524-9.
5. Andrade L, Walters EE, Gentil V, Laurenti R. Prevalence of ICD-10 mental disorders in a catchment area in the city of São Paulo, Brazil. Soc Psychiatry Psychiatr Epidemiol 2002; 37:316-27.
6. Kohn R, Levav I, Almeida JMC, Vicente B, Andrade L, Caraveo-Anduaga JJ et al. Mental disorders in Latin America and the Caribbean: a public health priority [in Spanish]. Rev Panam Salud Publica 2005; 18:229-40.
7. Murray JL, Lopez AD. The global burden of disease. Boston: WHO, Harvard and World Bank, 1996.
8. Lopez AD, Mathers CD, Ezzati M, Jamison DT, Murray DJL. Global burden of disease and risk factors. New York/Washington: Oxford University Press and the World Bank, 2006.
9. Rehm J, Monteiro M. Alcohol consumption and burden of disease in the Americas: implications for alcohol policy. Rev Panam Salud Publica 2005; 18:241-8.
10. Riley L, Marshall M. Alcohol and public health in 8 developing countries. Genebra: World Health Organization, 1999.
11. Ezzati M, Lopez A, Rodgers A, Vander Hoorn S, Murray C. Selected major risk factors and global and regional burden of disease. Lancet 2002; 360:1347-60.
12. Ezzati M, Lopez AD. Smoking and oral tobacco use. In: Ezzati M, Lopez AD, Rodgers A, Murray R (eds.). Comparative quantification of health risks: globaland regional burden of disease attributable to selected major risk factors. 2.ed. Genebra: WHO, 2004.
13. Rehm J, Room R, Monteiro M, Gmel G, Graham K. Alcohol use. In: Ezzati M, Lopez AD, Rodgers A, Murray R (eds.). Comparative quantification of health risks: global and regional burden of disease attributable to selected major risk factors. 2nd edition. Genebra: WHO, 2004.
14. Degenhardt L, Chiu WT, Sampson N, Kessler RC, Anthony JC, Angermeyer M et al. Toward a global view of alcohol, tobacco, cannabis and cocaine use: findings from the OMS World Mental Health Surveys. Plos Med 2008; 5(7):141.
15. Degenhardt L, Hall W, Lynskey M, Warner-Smith M. Illicit drug use. In: Ezzati M, Lopez AD, Rodgers A, Murray R (eds.). Comparative quantification of health risks: global and regional burden of disease attributable to selected major risk factors. 2.ed. Genebra: WHO, 2004.
16. Eaton WW, Martins SS, Nestadt G, Bienvenu OJ, Clarke D, Alexandre PK. The Burden of Mental Disorders. Epide Rev 2008; 30:1-14.
17. Harwood HJ, Fountain D, Fountain G. Economic cost of alcohol and drug abuse in the United States, 1992: a report. Addiction 1999; 94:631-5.
18. Instituto Brasileiro de Geografia e Estatística (IBGE). População estimada em 2008. Disponível em: www.ibge.gov.br.
19. World Health Organization. Global status report on alcohol. Genebra: WHO, 2004.

Álcool e suas conseqüências: uma abordagem multiconceitual

20. Bobak M, Room R, Pikhart H, Kubinova R, Malyutina S, Pajak A et al. Contribution of drinking patterns to differences in rates of alcohol related problems between three urban populations. J Epidemiol Community Health 2004; 58:238-42.

21. Rehm J, Klotsche J, Patra J. Comparative quantification of alcohol exposureas risk factor for global burden of disease. Int J Methods Psychiatr Res 2007; 16:66-76.

22. Noto AR, Moura YG, Nappo SA, Galduróz JCF, Carlini EA. Internações por transtornos mentais e de comportamento decorrentes de substâncias psicoativas:um estudo epidemiológico nacional do período de 1988 a 1999. Jornal Brasileiro de Psiquiatria 2002; 51(2):113-21.

23. Galduróz JCF, Noto AR, Nappo SA, Carlini EA. I levantamento domiciliar sobre o uso de drogas. Parte A: estudo envolvendo as 24 maiores cidades do Estado de São Paulo – 1999. Centro Brasileiro de Informações sobre Drogas Psicotrópicas, Departamento de Psicobiologia da Escola Paulista de Medicina, 2000.

24. Moreira LB, Fuchs FD, Moraes RS, Bredemeier M, Cardozo S, Fuchs SC et al. Alcoholic beverage consumption and associated factors in Porto Alegre, a southern Brazilian city: a population-based survey. J Stud Alcohol 1996; 57:253-9.

25. Stempliuk VA, Barroso LP, Andrade AG, Nicastri S, Malbergier A. Estudo comparativo entre 1996 e 2001 do uso de drogas por alunos da graduação da Universidade de São Paulo. Rev Bras Psiquiatr 2005; 27(3):185-93.

26. Carlini EA, Galduróz JCF, Noto AR, Nappo SA. I levantamento domiciliar sobre o uso de drogas no Brasil – 2001. Centro Brasileiro de Informações sobre Drogas Psicotrópicas – Departamento de Psicobiologia da Escola Paulista de Medicina e SENAD – Secretaria Nacional Antidrogas, Presidência da República, Gabinete de Segurança Nacional; 2002. p. 480.

27. Cahalan R, Room R. Problem drinking among American men. New Brunswick: Rutgers Center of Alcohol Studies, 1974.

28. Farrell M, Howes S, Bebbington P, Brugha T, Jenkins R, Lewis G et al. Nicotine, alcohol and drug dependence and psychiatric comorbidity. Results of a nationalhousehold survey. Br J Psychiatry 2001; 179:432-7.

29. Bott K, Meyer C, Rumpf HJ, Hapke U, John U. Psychiatric disorders amongat-risk consumers of alcohol in the general population. J Stud Alcohol 2005; 66(2):246-53.

30. Murray RL, Chermack ST, Walton MA, Winters J, Booth BM, Blow FC. Psychological aggression, physical aggression, and injury in nonpartner relationships among men and women in treatment for substance-use disorders. J Stud Alcohol Drugs 2008; 69(6):896-905.

31. Wechsler H, Dowdall GW, Davenport A, Castillo S. Correlates of college student binge drinking. Am J Pub Health 1995; 85:921-6.

32. Cherpitel CJ, Ye Y. Trends in alcohol-and drug-related ED and primary care visits:data from three US National Surveys (1995-2005). Am J Drug Alcohol Abuse 2008; 34(5):576-83.

33. Almeida-Filho N, Lessa I, Magalhães L, Araujo MJ, Aquino E, Kawachi I et al. Alcohol drinking patterns by gender, ethnicity and social class in Bahia, Brazil. Rev Saúde Pública 2004; 38:45-54.

34. Silveira CM, Wang YP, Andrade AG, Andrade L. Heavy episodic drinking in the São Paulo – Epidemiologic Catchment Area Study in Brazil: gender and sociodemographic correlates. J Stud Alcohol Drugs 2007; 68(1):18-27.
35. Castro-Costa E, Ferri CP, Lima-Costa MF, Zaleski M, Pinsky I, Caetano R, Laranjeira R. Alcohol consumption in late-life – the first Brazilian National Alcohol Survey (BNAS). Addic Behav 2008 [no prelo].
36. Boden JM, Fergusson DM, Horwood LJ. Illicit drug use and dependence in a New Zealand birth cohort. Aust NZ J Psych 2006; 40:156-63.
37. Compton WM, Grant BF, Colliver JD, Glantz MD, Stinson FD. Prevalence of marihuana use disorders in the United States, 1991–1992 and 2001–2002. J Am Med Assoc 2004; 291:2114-21.
38. Harford T, Grant B, Yi H-Y, Chen C. Patterns of DSM-IV alcohol abuse and dependence criteria among adolescents and adults: results from the 2001 National Household Survey on drug abuse. Alcoholism Clin Exp Res 2005; 29:810-28.
39. Wittchen H-U, Lachner G, Wunderlich U, Pfi SH. Test-retest reliability of the computerized DSM-IV version of the Munich-Composite International Diagnostic Interview (M-CIDI). Soc Psychiatry Psychiatr Epidemiol 1998a; 33:568-78.
40. Wittchen H-U, Perkonigg A, Lachner G, Nelson CB. Early Developmental Stagesof Psychopathology Study (EDSP): objectives and design. Eur Addict Res 1998b; 4:18-27.
41. Bonomo YA, Bowes G, Coffey C, Carlin JB, Patton GC. Teenage drinking and the onset of alcohol dependence: a cohort study over seven years. Addic 2004; 99:1520-8.
42. Wagner F, Anthony J. Male-female differences in the risk of progression from first use to dependence upon cannabis, cocaine and alcohol. Drug and Alcohol Dependence 2007; 86(2-3):191-8.
43. Wilsnack RW, Vogeltanz ND, Wilsnack SC, Harris TR, Ahlström S, Bondy S etal. Gender differences in alcohol consumption and adverse drinking consequences: cross-cultural patterns. Addiction 2000; 95:251-65.
44. Kerr-Corrêa F, Igami TZ, Hiroce V, Tucci AM. Patterns of alcohol use betweengenders: a cross-cultural evaluation. J Affect Disord 2007; 102(1-3):265-75.
45. Wilsnack RW, Wilsnack SC (eds.). Gender and alcohol: individual and social perspectives. New Brunswick: Rutgers Center of Alcohol Studies, 1997.
46. Bloomfield K, Gmel G, Neve R, Mustonen H. Investigating gender convergence in alcohol consumption in Finland, Germany, the Netherlands, and Switzerland: a repeated survey analysis. Substance Abuse 2001; 22:39-53.
47. Galduróz JCF, Noto AR, Carlini EA. IV levantamento sobre o uso de drogas entre estudantes de 1o e 2o graus em 10 capitais brasileiras, 1997. São Paulo. Universidade Federal de São Paulo, Cebrid, 1997.
48. Capraro RL. Why college men drink: alcohol, adventure, and the paradox of masculinity. J Am Col Health 2000; 48(6):307-15.
49. Kuntsche E, Knibbe R, Gmel G, Engels R. OMS drinks and why? A review of socio-demographic, personality and contextual issues behind the drinking motives in young people. Addic Behav 2006; 31:1844-57.

Álcool e suas conseqüências: uma abordagem multiconceitual

50. Stewart SH, Loughlin HL, Rhyno E. Internal drinking motives mediate personality domain-drinking relations in young adults. Personality and Individual Differences 2001; 30:271-86.
51. Wilson GS, Pritchard ME, Schaffer J. Athletic status and drinking behavior in college students: the influence of gender and coping styles. J Am Coll Health 2004; 52(6):269-73.
52. Kassel JD, Jackson SI, Unrod M. Generalized expectancies for negative mood regulation and problem drinking among college students. J Stud Alcohol 2000; 61(2):332-40.
53. Peele S, Brodsky A. Exploring psychological benefits associated with moderate alcohol use: a necessary corrective to assessments of drinking outcomes? Drug Alcohol Depend 2000; 60:221-47.
54. Blume SB. Women and alcohol. JAMA 1986; 256:1467-70.
55. Anthony JC, Helzer JE. Syndromes of drug abuse and dependence. In: Robins LN, Regier DA (eds). Psychiatric disorders in America – The Epidemiologic Catchment Area Study. New York: Free Press, 1991.
56. Kessler RC, McGonagle KA, Zhao S, Nelson CB, Hughes M, Eshleman S et al. Lifetime and 12-month prevalence of DSM-III-R psychiatric disorders in the United States. Results from the National Comorbidade Survey. Arch Gen Psychiatry 1994; 51:9-19.
57. Greenfield SF. Women and substance use disorders. In: Jensvold MF, Halbreich U, Hamilton JA (eds.). Psychopharmacology and women. Sex, gender, and hormones. Washington: American Psychiatric Press, 1996.
58. Zilberman ML, Angélico Jr FV, Hochgraf PB, Andrade AG. Mulheres e homens com dependência de drogas: comparação clínica e demográfica em tratamento ambulatorial. Rev Assoc Bras Psiq 1994; 16:105-12.
59. Kerr-Corrêa F, Tucci AM, Hegedus AM, Trinca LA, de Oliveira JB, Floripes TM, Kerr LR. Drinking patterns between men and women in two distinct Brazilian communities. Rev Bras Psiquiatr 2008; 30(3).
60. Bloomfield K, Grittner U, Kramer S, Gmel G. Social inequalities in alcohol consumption and alcohol-related problems in the study countries of the EU concerted action gender, culture and alcohol problems. Alcohol Suppl 2006; 41(1):26-36.
61. Greenfield TK, Midanik LT, Rogers JD. 10-year national trend study of alcohol-consumption, 1984-1995: is the period of declining drinking over? Am J Public Health 2000; 90(1):47-52.
62. Marmot M. Inequality, deprivation and alcohol use. Addiction 1997; 92:13-20.
63. Almeida-Filho N, Lessa I, Magalhães L, Araújo MJ, Aquino E, James SA, Kawachi I. Social inequality and alcohol consumption-abuse in Bahia, Brazil – interactions of gender, ethnicity and social class. Soc Psychiatr Epidemiol 2005; 40(3):214-22.
64. Pratta EMM, Santos MA. Leisure and the use of psychoactive substances in adolescence: possible relations. Psic Teor Pesq 2007; 23(1):43-52.
65. Hines AM, Caetano R. Alcohol and Aids-related sexual behavior among Hispanics: acculturation and gender differences. Aids Educ Prev 1998; 10(6):533-47.

Padrões de consumo do álcool e problemas decorrentes do beber pesado...

66. Laranjeira R, Pinsky I, Zaleski M, Caetano R. I levantamento nacional sobre os padrões de consumo de álcool na população brasileira. Brasília: Secretaria Nacional Antidrogas, 2007.

67. Taylor B, Rehm J, Patra J, Popova S, Baliunas D. Alcohol-attributable morbidity and resulting health care costs in Canada in 2002: recommendations for policy and prevention. J Stud Alcohol Drugs 2007; 68(1):36-47.

68. Mott CB, Guarita DR, Coelho ME, Monteiro da Cunha JE, Machado MC, Bettarello A. Etiology of chronic pancreatitis in São Paulo: a study of 407 cases. Revista do Hospital das Clínicas da Faculdade de Medicina de São Paulo 1989; 44:21420.

69. Dani R, Mott CB, Guarita DR, Nogueira CED. Epidemiology and etiology of chronic pancreatitis in Brazil: a tale of two cities. Pancreas 1990; 5:474-8.

70. Strauss E, Lacet CM, Maffei JRA, Silva EC, Fukushima J, Gayotto L, Calos C. Etiologia e apresentação da cirrose hepática em São Paulo: análise de 200 casos. (Etiology and clinical aspects of liver cirrhosis in São Paulo, Brazil: analysis of 200 cases).Gastroen Endos Dig 1998; 7:119-23.

71. Lolio CA. The Epidemiology of Arterial Hypertension. Revista de Saúde Pública 1990; 24:425-32.

72. Nappo SA, Galduróz JCF. Psychotropic drug-related deaths in São Paulo city, Brazil. Annals of the X World Congress of Psychiatry, Madrid, Spain, X World Congress of Psychiatry, 1996.

73. Noto AR, Fonseca AM, Silva EA, Gálduroz JCF. Violência domiciliar associada ao consumo de bebidas alcoólicas e de outras drogas: um levantamento no Estado de São Paulo. (Home violence associated to alcoholic beverage and others drugs consumption: a survey in São Paulo State). J Bras Depend Quí 2004; 5:9-17.

74. Drake RE, Osher FC, Wallach MA. Alcohol use and abuse in schizophrenia. Aprospective community study. J Nerv Ment Dis 1989; 177(7):408-14.

75. Menezes PR, Johnson S, Thonicroft G, Marshall J, Prosser D, Bebbington P, Kuuipers E. Drug and alcohol problems among individuals with severe mental illness insouth London. Br J Psychiatry 1996; 168(5):612-9.

76. Bartels SJ, Teague GB, Drake RE, Clark RE, Bush PW, Noordsy DL. Substance abuse in schizophrenia: service utilization and costs. J Nerv Ment Dis 1993; 181:227-32.

77. Cupffel BJ. Prevalence estimates of substance abuse in schizophrenia and their correlates. J Nerv Ment Dis 1992; 180(9):589-92.

78. Clark RE, Drake RE. Expenditures of time and money by families of people with several mental illness and substance use disorders. Community Ment Health J 1994; 30:145-63.

79. Cornelius JR, Salloum IM, Mezzich J, Cornelius MD, Fabrega Jr H, Ehler JG, Ulrich RF, Thase ME, Mann JJ. Disproportionate suicidality in patients with co-morbid major depression and alcoholism. Am J Psychiatry 1995; 152:358-64

80. Finney JW, Moos RH, Mewborn CR. Post treatment experiences and treatment outcome of alcoholic patients six months and two years after hospitalization. J Consult Clin Psychol 1980; 48:17-29.

81. Hesselbrock, MN, Meyer, RE, Keener, JJ. Psychopathology in hospitalized alcoholics. Arch Gen Psychiatry 1985; 42:1050-5.
82. Pettinati H, Sugarman A, Maurer H. Four year MMPI changes in abstinent and drinking alcoholics. Alcoholism: Clinical and Experimental Research 1982; 6:48794.
83. Rounsaville BJ, Donlinsky ZS, Babor TF, Meyer RE. Psychopathology as a predictor of treatment outcome in alcoholics. Arch Gen Psychiatry 1987; 44:505-13.
84. Weiss RD, Mirin SM, Griffin ML, Gunderson JG, Hufford C. Personality disorders in cocaine dependance. Compr Psychiatry 1993; 34:45-149.
85. Kessler RC, Nelson CB, McGonagle KA, Liu J, Swartz M, Blazer DG. Comorbidade of DSM-III-R major depressive disorder in the general population: results from the US National Comorbidade Survey. Br J Psychiatry 1996; 168(30):17-30.
86. Dunne FJ, Galatopoulos C, Schipperheijn JM. Gender differences in psychiatric morbidity among alcohol misusers. Comprehensive Psychiatry 1993; 34(2):95-101.
87. Schuckit MA, Tipp JE, Bergman M, Reich W, Hesselbrock VM, Smith TL. Comparison of induced and independent major depressive disorders in 2,945 alcoholics. Am J Psychiatry 1997; 154:948-57.
88. Kessler RC, Aguilar-Gaxiola S, Andrade L, Bijl R, Borges G, Caraveo-Anduaga JJ et al. Cross-national comparisons of comorbidities between substance use disorders and mental health disorders: results from the International Consortium in Psychiatric Epidemiology. In: Bukoski WJ, Sloboda Z (eds.). Handbook for drug abuse prevention, theory, science and practice. New York: Plenum Publishing Corporation, 2003.
89. Almeida-Filho N, Lessa I, Magalhães L, Araúho MJ, Aquino E, de Jesus MJ. Cooccurrence patterns of anxiety, depression and alcohol use disorders. Eur Arch Psychiatry Clin Neurosci 2007; 257(7):423.
90. Menezes PR, Ratto LR. Prevalence of substance misuse among individuals with severe mental illness in São Paulo. Soc Psychiatry Psychiatr Epidemiol 2004; 39:212-7.
91. Romano M, Duailibi S, Pinsky I, Laranjeira R. Pesquisa de compra de bebidas alcoólicas por adolescentes em duas cidades do Estado de São Paulo. Rev Saúde Pública 2007; 41(4):1-6.
92. Departamento Estadual de Trânsito de São Paulo – Detran SP. Álcool e trânsito. 2004. Disponível em: www.detran.sp.gov.br/campanhas/alcool_transito/in_alcool_transito.html.
93. Duailibi S, Pinsky I, Laranjeira R. Prevalence of drinking and driving in a city of Southeastern Brazil. Rev Saúde Pública 2007; 41(5).
94. Nery-Filho A, Miranda M, Miranda MG. Estudo da alcoolemia numa amostra de população urbana de Salvador. International Meeting on Drug Use and Abuse, Salvador, Bahia, 1995.

Problemas específicos: álcool e HIV/AIDS

André Malbergier
Luciana Roberta Donola Cardoso

ASPECTOS GERAIS

O consumo de bebidas alcoólicas é uma prática freqüente na sociedade contemporânea. Segundo o último levantamento domiciliar sobre o uso de drogas psicotrópicas no Brasil, realizado pelo Centro Brasileiro de Informações sobre Drogas Psicotrópicas do Departamento de Psicobiologia da Universidade Federal de São Paulo (Cebrid/Unifesp)[1], 74,6% dos brasileiros já fizeram uso de álcool alguma vez na vida, 50% fizeram no último ano e 38,3% no mês anterior à entrevista.

As pessoas consomem bebidas alcoólicas por diversas razões, como reduzir a ansiedade, sentir-se menos inibido e, conseqüentemente, facilitar as relações sociais. Há também uma crença de que o consumo de bebidas alcoólicas antes e/ou durante o ato sexual pode aumentar o prazer, propiciar um desempenho sexual desejável e facilitar atos referidos como difíceis de realizar sem o efeito do álcool.[2] Todavia, sabe-se que pessoas que consomem bebidas alcoólicas têm duas vezes mais chances de contrair o vírus da imunodeficiência humana (HIV) que pessoas que nunca consumiram essa substância.[3] Pesquisas mostram que o consumo de álcool tem sido associado a trocas freqüentes de parceiros sexuais, sexo em troca de dinheiro, maior número de parceiros casuais, sexo não-desejado, prática de sexo em grupo e sexo anal, oral e/ou vaginal sem preservativo, seja com parceiros fixos ou casuais.[2,4,5,6]

HIV/AIDS

Atualmente, a contaminação pelo HIV acontece predominantemente pela prática de sexo sem preservativo.[7,8] Segundo o último relatório epidemiológico[8], aproximadamente 33,2 milhões de pessoas vivem com esse vírus.

O continente africano é o local com maior número de novas infecções por ano, e, na América Latina, existem cerca de 1,6 milhões de pessoas infectadas.[8] No Brasil, o número de pessoas infectadas é de aproximadamente 630.000, sendo que a prevalência de HIV, desde o ano de 2000, é de 0,5%.[7]

A prevalência por continente de pessoas com HIV pode ser vista na Figura 1.

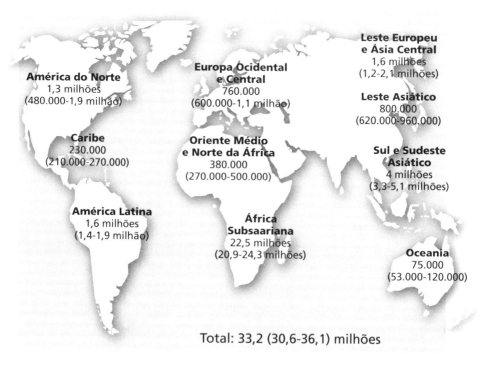

Figura 1   Prevalência de pessoas vivendo com HIV em 2007, segundo o relatório da Unaids[8].
Fonte: http://data.unaids.org/pub/EPISlides/2007/2007_epiupdate_en.pdf.

Os aspectos relacionados ao consumo nocivo de álcool e à infecção pelo HIV devem-se, principalmente, a duas variáveis: ao aumento no risco de transmissão do vírus por via sexual e ao uso de álcool, que, em indivíduos infectados, pode dificultar a adesão ao tratamento anti-retroviral. Essa relação pode ser vista na Figura 2.

CONSUMO DE ÁLCOOL E COMPORTAMENTO SEXUAL DE RISCO

Pesquisas realizadas em diversos países mostram que o consumo de bebidas alcoólicas antes e/ou durante o ato sexual tende a favorecer uma diminuição na capacidade de discernir os riscos associados à infecção pelo HIV, o que dificulta a

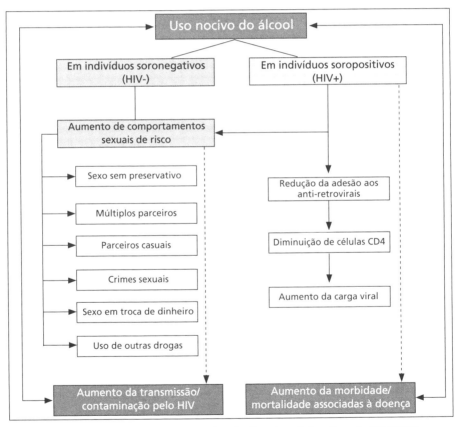

Figura 2   Associação entre o uso nocivo de álcool e a infecção pelo HIV/AIDS.
(Ver figura em cores no Caderno Colorido.)

negociação e, conseqüentemente, o uso do preservativo, facilitando, assim, a disseminação do HIV e de outras doenças sexualmente transmissíveis (DST).[2,5,9,10,11]

Na África Subsaariana, que apresenta a mais alta prevalência de infecção pelo HIV do mundo, estudos apontam o álcool como um fator de risco para contaminação[12], pois a prática de sexo sem preservativo, a troca freqüente de parceiros e a realização de sexo por dinheiro são mais freqüentes entre homens e mulheres que consomem bebidas alcoólicas que entre aqueles que não o fazem.[13]

Na Rússia, o comportamento sexual associado ao uso de álcool tem sido apontado como o principal fator da disseminação do HIV e a taxa de contaminação nesse país é uma das que mais crescem na Europa.[8,14]

Na Índia, a transmissão do HIV por contato heterossexual chega a 80%, e o uso de álcool, principalmente por homens, também tem sido associado à contaminação.[15]

No Brasil, 89% das contaminações por HIV são por contato sexual.[16] Cerca de 95% dos brasileiros com mais de 18 anos de idade praticam alguma atividade sexual; entre eles, 29% das mulheres e 36,6% dos homens fazem uso do preservativo em todos os atos sexuais. Todavia, na população sexualmente ativa, 33,9% das mulheres e 54% dos homens também fazem uso regular de bebidas alcoólicas.[17]

Variáveis como quantidade e/ou padrão de consumo, local associado ao consumo, idade, gênero, transtornos psiquiátricos, estrutura familiar e fatores socioeconômicos são algumas questões discutidas nos estudos que apontam o consumo de álcool como fator de risco para DST/HIV/AIDS. O padrão de consumo ainda é uma característica em discussão quando se relaciona álcool e comportamento sexual de risco. Alguns estudos afirmam que pessoas que fazem uso pesado de álcool, episódico ou não, têm mais chance de se envolver em comportamento sexual de risco que aquelas que apresentam padrão de consumo diferente.[11,18,19] Todavia, outros estudos mostram que mesmo o consumo moderado e/ou pouco freqüente também tem sido associado ao sexo sem preservativo.[20,21,22]

Independentemente do padrão de consumo, todos os estudos mostram que há associação entre consumo de bebidas alcoólicas e aumento de sexo sem preservativo, troca freqüente de parceiro sexual, aumento do número de parceiros sexuais, prática sexual com profissionais do sexo, sexo em troca de dinheiro e maiores

Problemas específicos: álcool e HIV/AIDS

taxas de infecções por outras DSTs.[13,23] Além do padrão de consumo, outro fator associado à prática de sexo sob efeito de álcool é o local onde o indivíduo consome a bebida. Os locais apontados como facilitadores do consumo de álcool associado à atividade sexual são aqueles vinculados às atividades sociais, principalmente noturnas, como bares, boates, danceterias e clubes, geralmente freqüentados por adolescentes e adultos jovens.[24,25,26]

Pesquisas mostram que o consumo de álcool também está sendo associado ao início precoce das atividades sexuais entre adolescentes. Quanto mais precoce é o início do uso de álcool, maiores são as chances de o adolescente se envolver em comportamentos sexuais de risco.[27,28,29,30,31]

O uso de álcool antes e/ou durante o ato sexual e a falta de habilidades sociais foram apontados como fatores preponderantes para a prática de sexo sem preservativo em adolescentes com idade entre 13 e 19 anos.[32,33,34]

Outro fator relacionado à prática de sexo sem preservativo entre adolescentes é o uso/abuso e/ou a dependência de álcool em membros da família. Segundo Locke e Newcamb[35], o aumento do número de parceiros sexuais e a prática de sexo sem preservativo entre adolescentes do sexo feminino é maior entre as adolescentes que têm pais dependentes de álcool que entre aquelas que não têm.

Em relação ao gênero, pesquisas mostram que o uso/abuso e/ou a dependência de álcool é mais freqüente em homens que em mulheres.[1,17] Além disso, a taxa de atos sexuais realizados sob efeito de álcool, bem como sexo sem preservativo, tanto com parceiras fixas quanto com parceiras casuais (inclusive com profissionais do sexo), e a prevalência de DST/HIV/AIDS é maior entre homens que entre mulheres.[22,25,36,37] No entanto, embora consumam bebidas alcoólicas com menos freqüência que os homens, as mulheres também tendem a emitir comportamento sexual de risco quando estão sob efeito do álcool. Uma pesquisa realizada com universitárias do sexo feminino mostrou que, quando estavam sob efeito de álcool, as mulheres praticavam sexo sem preservativo e tinham mais parceiros sexuais que aquelas que não consumiam álcool.[38,39] Resultados semelhantes foram encontrados em mulheres profissionais do sexo que, quando alcoolizadas, tendiam a não exigir o uso do preservativo nos atos sexuais com seus clientes.[40]

Fischer et al.[41] realizaram um estudo de coorte com mulheres africanas e observaram que a prevalência de HIV era maior entre as que consumiam álcool que entre as abstêmias. Os autores ressaltam que entre as que consumiram álcool no mês anterior à entrevista, a prevalência de outras DST também era maior que entre aquelas que não consumiram.

Além do gênero, a associação entre uso de álcool e comportamento sexual de risco não diferiu entre as populações hetero e homossexual; ambas, quando consomem álcool, envolvem-se em práticas sexuais de risco, inclusive se o parceiro sexual for soropositivo.[24,42]

Outro fator relacionado a consumo de álcool e comportamento sexual de risco é a presença de transtornos psiquiátricos. Estudos recentes sugerem que pacientes psiquiátricos apresentam maior prevalência de infecção pelo HIV que a população geral.[43,44] Segundo Tolou-Shams et al.,[45] pessoas com depressão tendem a consumir álcool com mais freqüência, costume associado tanto ao ato sexual quanto a outros contextos sociais, tendendo a praticar sexo sem preservativo com mais freqüência que as pessoas que não apresentam essa patologia.

Além dos transtornos do humor, os transtornos de conduta vêm sendo cada vez mais associados ao consumo de álcool e ao comportamento sexual de risco. Atos indesejados, exibicionismo, humilhação e outros crimes de violência sexual muitas vezes são cometidos quando indivíduos estão sob o efeito do álcool.[46,47,48]

Segundo Abbey et al.,[49] em quase metade dos crimes sexuais, o abusador ou o abusado tinham feito uso de álcool antes ou no momento do crime. No Brasil, segundo Baltieri e Andrade[46,47], 89,6% dos homens que praticaram crimes sexuais contra meninos e 46% que praticaram contra meninas apresentavam uso pesado e/ou dependência de álcool.

CONSUMO DE ÁLCOOL ENTRE INDIVÍDUOS INFECTADOS PELO HIV

O consumo de bebidas alcoólicas entre indivíduos infectados pelo HIV é uma prática freqüente. Segundo a Organização Mundial da Saúde (OMS), 53% dos indivíduos infectados pelo HIV fizeram uso de álcool no mês anterior à entrevista e 8% foram considerados bebedores pesados.[49]

Além da prática de sexo sem preservativo, outro fator associado ao consumo de álcool entre pessoas com HIV é a diminuição da adesão ou a descontinuidade do tratamento medicamentoso.[50,51,52,53]

O tratamento da AIDS com terapia combinada trouxe uma mudança no modelo de doença. Nos últimos anos, a AIDS tem se tornado uma doença de evolução crônica e controlável devido ao acompanhamento médico adequado e ao uso de medicações que controlam a replicação viral. Nesse modelo, a não-adesão ao tratamento é um grave problema, muito ameaçador para a efetividade do tratamento, particularmente quando o regime terapêutico é empregado por períodos prolongados.[54] A não-adesão é apontada como um dos principais fatores associados à falha terapêutica, pois os pacientes não-aderidos apresentam maiores taxas de morbidade e mortalidade em decorrência do HIV, com maior risco de morrer em decorrência de complicações da infecção.[54]

O sucesso do tratamento do HIV/AIDS requer adesão aos anti-retrovirais igual ou superior a 95%, a fim de prevenir a emergência das variantes do HIV resistentes às drogas anti-retrovirais, evitar a falência do regime terapêutico e limitar as opções futuras de terapia.[55]

As taxas mais baixas de adesão ao tratamento medicamentoso são encontradas em pessoas que fazem uso freqüente, moderado e/ou pesado de bebidas alcoólicas. Há relatos, inclusive, associando os piores índices de adesão à quantidade de bebida consumida.[56-59]

Segundo Chander et al.[3], a adesão em indivíduos que não consomem álcool varia de 56 a 76%, entre aqueles que consomem bebidas alcoólicas; porém, a adesão varia de 22 a 57%.

No Canadá, segundo Cheever[60], o uso de álcool tem sido o principal fator de não-adesão entre os pacientes que recebem terapia combinada de alta potência (HAART) para o tratamento da infecção pelo HIV.

No Brasil, Malbergier[61] observou que 35% dos indivíduos pesquisados que faziam uso/abuso de álcool e que 42% dos dependentes de álcool não tinham aderido ao tratamento medicamentoso.

Howard et al.[62] ressaltam que o beber problemático tem sido considerado um preditor para a não-adesão ao tratamento anti-retroviral (TARV) e Braithwaite et al.[63] observaram que, entre os bebedores pesados (11%), a taxa de não-adesão era maior que entre aqueles que faziam uso moderado (3%) de bebidas alcoólicas. Outras pesquisas mostram, ainda, que bebedores problemáticos esquecem ou deixam de tomar doses da medicação com mais freqüência que pessoas que não apresentam esse padrão de consumo.[63,64]

Quando comparado a pessoas que não fazem uso de álcool, mesmo o beber moderado tem sido associado a taxas mais baixas de adesão.[63] O uso de álcool pode interferir de diversas maneiras na efetividade do tratamento anti-retroviral, pois os usuários de álcool tendem a manter estilos de vida mais instáveis, têm menos suporte social, seguem menos os agendamentos, utilizam serviços de emergência com freqüência, são pouco tolerados por profissionais de saúde e estão mais sujeitos a co-morbidades clínicas e psiquiátricas.[65,66]

Henrich et al.,[52] assim como Malbergier,[61] observaram que o número de células CD4 é menor e que a carga viral é maior em indivíduos que consomem bebidas alcoólicas que naqueles que não consomem. Os pacientes que fazem tratamento com HAART e consomem álcool têm número de células CD4 significativamente menor que entre aqueles que não consomem. Há, também, relatos de que o álcool pode aumentar os níveis séricos de abacavir e amprenavir, medicações utilizadas no tratamento da infecção pelo HIV. O aumento dos níveis séricos está associado a maior risco de efeitos colaterais decorrentes do uso de anti-retrovirais.[67]

O uso concomitante de bebidas alcoólicas e didanosina potencializa a toxicidade dessa substância, aumentando o risco de desenvolvimento de pancreatite. Vale ressaltar, também, que pacientes soropositivos podem fazer uso de medicações variadas e que algumas associações dessas medicações ao álcool produzem diversos efeitos, entre os quais é possível citar os ansiolíticos (potencialização do efeito da embriaguez) e o metronidazol (associação ao álcool pode causar psicose tóxica aguda).

INTERVENÇÃO EM INDIVÍDUOS SOROPOSITIVOS E CONSUMO DE ÁLCOOL

Diversos estudos têm observado que o tratamento para abuso e/ou dependência de substâncias tem reduzido os comportamentos de risco em pacientes infectados pelo HIV e aumentado a adesão ao tratamento anti-retroviral.[68,69,70]

Intervenções baseadas em entrevista motivacional, intervenção breve, prevenção de recaída e terapia comportamental e/ou cognitivo-comportamental têm demonstrado redução no consumo de álcool e aumento na adesão ao tratamento anti-retroviral.[71] Além disso, as intervenções que discutem as maneiras de aumentar a adesão, as vantagens na adesão aos anti-retrovirais e as conseqüências que relacionam a interação dos anti-retrovirais ao consumo do álcool têm mostrado aumento na taxa de adesão ao tratamento e redução no consumo de substâncias.[67,68,69]

PREVENÇÃO DO HIV E CONSUMO DE ÁLCOOL

Existem diversas maneiras de intervir com o objetivo de reduzir o comportamento sexual de risco para HIV. Entre as que apresentam maiores taxas de sucesso, estão aquelas que discutem tanto o uso de substâncias quanto o comportamento sexual de risco para HIV. Assim, alguns pesquisadores focam a intervenção no uso de substâncias a fim de reduzir o comportamento sexual de risco associado ao consumo de álcool, enquanto outros o fazem de maneira inversa, discutindo o comportamento sexual de risco a fim de reduzir o uso associado aos atos sexuais.

Kalichman et al.[5] realizaram uma intervenção com pessoas que faziam uso de álcool antes e/ou durante o ato sexual. A intervenção tinha como objetivo o treinamento de habilidades sociais. Os resultados mostraram que os sujeitos submetidos à intervenção aumentaram o relato do uso de preservativo de 25 para 65% e reduziram outros comportamentos sexuais de risco nos seis meses posteriores às sessões. Outro dado relevante foi a diminuição na crença que o uso de álcool antes ou durante o ato sexual melhoraria o desempenho.

Inversamente, outros autores focaram a intervenção para a prevenção de comportamento sexual de risco em usuários de álcool. Os resultados mostraram que, após o tratamento, os indivíduos tiveram menos parceiros sexuais, usaram preservativo com mais freqüência e diminuíram a prática de sexo sob efeito de álcool.[27]

Em geral, as intervenções relatadas como eficientes foram baseadas no modelo comportamental e/ou cognitivo-comportamental, no aconselhamento, na entrevista motivacional e na intervenção breve. A eficiência foi avaliada por meio da redução do uso de substâncias, tanto antes ou durante o ato sexual quanto em outros contextos, e do aumento do comportamento sexual seguro, quando esses dois fenômenos estão associados.[72,73]

CONSIDERAÇÕES FINAIS

Diante das evidências discutidas neste capítulo, conclui-se que:

- O uso de álcool associado à prática sexual é um fator de risco para a disseminação de DST/HIV/AIDS. Quando o sexo é praticado sob efeito de álcool, as pessoas, tanto pessoas soropositivas quanto soronegativas, tendem a ter mais parceiros e a não utilizar preservativo.
- Sexo sem preservativo, múltiplos parceiros, parceiros casuais, sexo em troca de dinheiro, uso de outras drogas e crimes sexuais são mais freqüentes em usuários de álcool que em pessoas abstêmias.
- As prevalências de DST/HIV/AIDS são maiores entre as pessoas que consomem álcool que entre as abstêmias.
- Embora a prática de sexo sob efeito de álcool seja mais freqüente em homens, adolescentes, jovens adultos e profissionais do sexo, essa associação também tem sido observada entre as mulheres.
- Tanto o beber pesado, episódico ou contínuo, quanto o beber moderado foram associados ao comportamento sexual de risco.
- O uso de álcool entre pessoas soropositivas tem sido associado a maiores taxas de não-adesão ao tratamento anti-retroviral.
- Para mensurar e/ou analisar o risco existente na prática de sexo sob efeito de álcool, deve-se compreender o ambiente no qual a bebida é utilizada.

Problemas específicos: álcool e HIV/AIDS

- Intervenção breve, entrevista motivacional e terapia comportamental e/ou cognitivo-comportamental são as intervenções que encontraram resultados mais eficazes na redução de comportamento sexual de risco e de consumo de álcool e no aumento da adesão aos anti-retrovirais tanto em pessoas soropositivas quanto em soronegativas.

REFERÊNCIAS BIBLIOGRÁFICAS

1. Cebrid/Unifesp. II Levantamento domiciliar sobre o uso de drogas psicotrópicas no Brasil, 2005. Disponível em: www.unifesp.br/dpsicobio/cebrid/.
2. Stoner S, Georde WH, Peter LM, Norris J. Liquid courage: alcohol fosters risk sexual decision-making in individuals with sexual fears. Aids Behavior 2007; 11:227-37.
3. Chander G, Himelhoch S, Moore R. Substance abuse and psychiatric disorder in HIV-positive patients. Drugs 2006; 6:769-89.
4. Seloilwe ES. Factors that influence the spread of HIV/Aids among students of the University of Botswana. J Assoc Nurses Aids Care 2005; 16(3):3-10.
5. Kalichman SC, Simbayi LC, Vermaak R, Cain D, Jooste S, Peltzer K. HIV/Aids risk reduction counseling for alcohol using sexually transmitted infections clinic patients in Cape Town, South Africa. J Acquir Immune Defic Syndr 2007; 44(5):594-600.
6. Greig A, Peacock D, Jewkes R, Msimang S. Gender and Aids: time to act. Aids, 2008; 22,Suppl 2:S35-43.
7. Ministério da Saúde. Boletim epidemiológico 2006. Disponível em: www.aids. gov.br.
8. Joint United Nation Programme on HIV/Aids – Unaids. Aids epidemic update, 2007. Disponível em: www.unaids.org.
9. Joint United Nation Programme on HIV/Aids – Unaids. Alcohol use and sexual risk behaviour: a cross-cultural study in eight countries, 2006. Disponível em: www.unaids.org.
10. Castilla J, Barrio G, Belza MJ, Fuente L. Drugs and alcohol consumption and sexual risk behavior among young adults: results from a national survey. Drug Alcohol Dep 1999; 56:47-53.
11. Kalichman SC, Simbayi LC, Kaufman M, Cain D, Jooste S. Alcohol use and sexual risks for HIV/Aids in sub-Saharan Africa: systematic review of empirical findings. Prev Sci 2007; 8(2):141-51.
12. Jones DL, Weiss SM, Chitalu N, Villar O, Kumar M, Bwalya V et al. Sexual risk intervention in multiethnic drug and alcohol users. Am J Infect Dis 2007; 3(4):169-76.
13. Weiser SD, Leiter K, Heisler M, McFarland W, Percy-de Korte F, DeMonner SM et al. A population-based study on alcohol and high-risk sexual behaviors in Botswana. Aids Care 2006; 3:387-92.

14. Benotsch EG, Pinkerton SD, Dyatlov RV, DiFranceisco W, Smirnova TS, Dudko VY et al. HIV risk behavior in male and female Russian sexually transmitted disease clinic patients. Int J Behav Med 2006; 13(1):26-33.
15. Sivaram S, Srikrishnan AK, Latkin C, Iriondo-Perez J, Go VF, Solomon S et al. Male alcohol use and unprotected sex with non-regular partners: evidence from wine shops in Chennai, India. Drug Alcohol Depend 2008; 1(94)3:133-41.
16. Ministério da Saúde. Boletim epidemiológico Aids 2006. Disponível em: www.aids.gov.br.
17. Abdo C. Estudo da vida sexual do brasileiro. São Paulo: Bregantini, 2006.
18. Malow RM, Dévieux JG, Rosenberg R, Samuels DM, Jean-Gilles MM. Alcohol use severity and HIV sexual risk among juvenile offenders. Subst Use Misuse 2006; 41(13):1769-88.
19. Silveira CM, Wang YP, Andrade AG, Andrade L. Heavy drinking in the São Paulo epidemiologic catchment area study in Brazil: gender and socio-demographics correlates. J Stud Alcoh 2007; 68:18-27.
20. Halpern-Felsher BL, Millstein SG, Ellen JM. Relationship of alcohol use and risky sexual behavior: a review and analysis of findings. Journal of Adolescent Health 1996; 19:331-6.
21. Leigh BC, Temple MT, Trocki KF. The relationship of alcohol use to sexual activity in a U.S. national sample. Soc Science Med 1994; 39:1527-35.
22. Madhivanan P, Hernandez A, Gogate A, Stein E, Gregorich S, Setia M et al. Alcohol use by men is a risk factor for the acquisition of sexually transmitted infections and human immunodeficiency virus from female sex workers in Mumbai, India. Sex Transm Dis 2005; 32(11):685-90.
23. Simbayi LC, Kalichman SC, Cain D, Cherry C, Jooste S, Mathiti V. Alcohol and risks for HIV/Aids among sexually transmitted infection clinic patients in Cape Town, South Africa. Subst Abus 2006; 27(4):37-43.
24. Bimbi DS, Nanin JE, Parsons JT, Vicioso KJ, Missildine W, Frost DM. Assessing gay and bisexual men's outcome expectancies for sexual risk under the influence of alcohol and drugs. Subst Use Misuse 2006; 41(5):643-52.
25. Busen NH, Marcus MT, Von Sternberg KL. What African-American middle school youth report about risk-taking behaviors. J Pediatr Health Care 2006; 20(6):393-400.
26. Carey KB. Understanding binge drinking: introduction to the special issue. Psych of Addic Beh 2001; 15(4):283-6.
27. Griffin KW, Botvin GJ, Nichols TR. Effects of a school-based drug abuse prevention program for adolescents on HIV risk behavior in young adulthood. Prev Sci 2006; 7(1):103-12.
28. Liu A, Kilmarx P, Jenkins RA, Manopaiboon C, Mock PA, Jeeyapunt S et al. Sexual initiation, substance use, and sexual behavior and knowledge among vocational students in northern Thailand. Int Fam Plan Perspect 2006; 32(3):126-35.
29. Bachanas PJ, Morris MK, Lewis-Gess JK, Sarett-Cuasay EJ, Flores AL, Sirl KS et al. Psychological adjustment, substance use, HIV knowledge, and risky sexual

behavior in at-risk minority females: developmental differences during adolescence. J Pediatr Psychol 2002; 27(4):373-84.

30. Diclemente RJ, Wingood GM, Sionean C, Crosby R, Harrington K, Davies S et al. Association of adolescents' history of sexually transmitted disease (STD) and their current high-risk behavior and STD status: a case for intensifying clinic-based prevention efforts. Sex Transm Dis 2002; 29(9):503-9.

31. Malow RM, Dévieux JG, Jennings T, Lucenko BA, Kalichman SC. Substance-abusing adolescents at varying levels of HIV risk: psychosocial characteristics, drug use, and sexual behavior. J Subst Abuse 2001; 13(1-2):103-17.

32. Saranrittichai K, Sritanyarat W, Ayuwat D. Adolescent sexual health behavior in Thailand: implications for prevention of cervical cancer. Asian Pac J Cancer Prev 2006; 7(4):615-8.

33. Dermen KH, Cooper ML, Agocha VB. Sex-related alcohol expectancies as moderators of the relationship between alcohol use and risky sex in adolescents. J Stud Alcohol 1998; 59(1):71-7.

34. Messiah A, Bloch J, Blin P. Alcohol or drug use and compliance with safer sex guidelines for STD/HIV infection. Results from the French National Survey on Sexual Behavior (ACSF) among heterosexuals. Analyses of behavior sexual in France. Sex Transm Dis 1998; 25(3):119-24.

35. Locke TF, Newcomb MD. Correlates and predictors of HIV risk among inner-city African American female teenagers. Health Psychol 2008; 27(3):337-48.

36. Essien EJ, Ogungbade GO, Kamiru HN, Ekong E, Ward D, Holmes L. Emerging sociodemographic and lifestyle predictors of intention to use condom in human immunodeficiency virus intervention among uniformed services personnel. Mil Med 2006; 171(10):1027-34.

37. Sam NE, Ao TT, Masenga EJ, Seage GR, Kapiga SH. Human immunodeficiency virus type 1 among bar and hotel workers in northern Tanzania: the role of alcohol, sexual behavior, and herpes simplex virus type 2. Sex Transm Dis 2006, 33(3):163-9.

38. Roberts ST, Kennedy BL. Why are young college women not using condoms? Their perceived risk, drug use, and developmental vulnerability may provide important clues to sexual risk. Arch Psychiatr Nurs 2006; 20(1):32-40.

39. Trepka MJ, Kim S, Pekovic V, Zamor P, Velez E, Gabaroni MV. High-risk sexual behavior among students of a minority-serving university in a community with a high HIV/Aids prevalence. J Am Coll Health 2008; 57(1):77-84.

40. Msuya SE, Mbizvo E, Hussain A, Uriyo J, Sam NE, Stray-Pedersen B. HIV among pregnant women in Moshi Tanzania: the role of sexual behavior, male partner characteristics and sexually transmitted infections. Aids Res Ther 2006; 3:27-34.

41. Fisher JC, Cook PA, Sam NE, Kapiga SH. Patterns of alcohol use, problem drinking, and HIV infection among high-risk African women. Sex Transm Dis 2008; 35,6:537-44.

42. Patterson TL, Semple SJ, Zians JK, Strathdee SA. Methamphetamine-using HIV-positive men who have sex with men: correlates of polydrug use. J Urban Health 2005; 82(1):i120-6.
43. Pinto D, Mann C, Wainberg M, Mattos P, Oliveira S. Sexuality and vulnerability to HIV among the severely mentally ill: an ethnographic study of psychiatric institutions. Cad Saúde Pública 2007; 23(9):2224-33.
44. Wainberg ML, McKinnon K, Mattos P, Pinto D, Elkington KS, Mann C et al. PRISSMA Project. Is it Brazilian? A model for adapting evidence-based behavioral interventions to a new culture: HIV prevention for psychiatric patients in Rio de Janeiro, Brazil. Aids and Behavior 2007; 1,6:872-83.
45. Tolou-Shams M, Brown LK, Houck C, Lescano CM. Project SHIELD Study Group. The association between depressive symptoms, substance use and HIV risk among youth with an arrest history. J Stud Alcohol Drugs 2008; 69(1):58-64.
46. Baltieri DA, Andrade AG. Alcohol and drug consumption among sexual offenders. Forensic Science International 2008; 175(1):31-5.
47. Baltieri DA, Andrade AG. Comparing serial and nonserial sexual offenders: alcohol and street drug consumption, impulsiveness and history of sexual abuse. Revista Brasileira de Psiquiatria 2008; 30(1):25-31.
48. Gerbi GB, Davis CG, Habtemariam T, Nganwa D, Robnett V. The association between substance use and risky sexual behaviors among middle school children. J Behav Med 2008; 22:105:114.
49. Abbey A, Zawacki T, Buck PO, Testa M, Parks K, Norris J et al. How does alcohol contribute to sexual assault? Explanations from laboratory and survey data. Alcohol Clin Exp Res 2002; 26;4:575-81.
50. Meade CS, Sikkema KJ. HIV risk behavior among adults with severe mental illness: a systematic review. Clinical Psychology Review 2005; 25:433-57.
51. Palepu A, Raj A, Horton NJ, Tibbetts N, Meli S, Samet JH. Substance abuse treatment and risk behaviors among HIV-infected persons with alcohol problems. Journal of Substance Abuse Treatment 2005; 28:3-9.
52. Henrich TJ, Lauder N, Desai MM, Sofair AN. Association of alcohol abuse and injection drug use with immunologic and virologic responses to HAART in HIV-positive patients from urban community health clinics. J Community Health 2008;33;2:69-77.
53. Kim TW, Palepu A, Cheng DM, Libman H, Saitz R, Samet JH. Factors associated with discontinuation of antiretroviral therapy in HIV-infected patients with alcohol problems. Aids Care 2007;19;8:1039-47.
54. Olalla J, Pulido F, Rubio R, Costa MA, Monsalvo R, Palenque E et al. Paradoxical responses in a cohort of HIV-1-infected patients with mycobacterial disease. The International Journal of Tuberculosis and Lung Disease: The Official Journal of the International Union against Tuberculosis and Lung Disease 2002; 6:71-5.
55. Chesney MA, Koblin BA, Barresi PJ, Husnik MJ, Celum CL, Colfax G et al. An individually tailored intervention for HIV prevention: baseline data from the Explore Study. American Journal of Public Health 2003; 93:933-8.

Problemas específicos: álcool e HIV/AIDS

56. Johnson MO, Charlebois E, Morin SF, Remien RH, Chesney MA. Effects of a behavioral intervention on antiretroviral medication adherence among people living with HIV: the healthy living project randomized controlled study. J Acquir Immune Defic Syndr 2007; 15;46(5):574-80.

57. Kerr T, Palepu A, Barness G, Walsh J, Hogg R, Montaner J et al. Psychosocial determinants of adherence to highly active anti-retroviral therapy among injection drug users in Vancouver. Antiviral Therapy 2004; 9:407-14.

58. Arnten JH, Demas PA, Grant RW, Richard W, Howard MD, Ellie E et al. Impact of injective drug use on antiretroviral therapy adherence and viral suppression in HIV-infected drug user. J Gen Inter Med 2002; 17(5):1190-7.

59. Berg KM, Demas PA, Howard AA, Schoenbaum EE, Gourevitch MN, Arnsten JH. Gender differences in factors associated with adherence to antiretroviral therapy. J Gen Inter Med 2004; 19(11):1111-7.

60. Cheever LW. The treatment of HIV/Aids was revolutionized in the mid 1990's with the advent of highly active anti-retroviral therapy (HAART). Patient Education and Counseling 2002; 46:91-2.

61. Malbergier A. The use of alcohol and HIV treatment compliance in Brazil. Cali's Conference 2008: XIII International Course on Infectious Diseases and XIV Comprehensive Meeting on Aids, 2008.

62. Howard AA, Arnsted JH, Lo Y, Vlahov D, Rich JD, Schuman P et al. A prospective study of adherence and viral load in a large multi-center cohort of HIV-infected women. Aids 2002; 8(16)16:2175-82.

63. Braithwaite RS, McGinnis KA, Conigliaro J, Maisto AS, Crystal S, Day N et al. A temporal and dose-response association between alcohol consumption and medication adherence among veterans in care. Alcohol Clin Exp Res 2005; 29,7: 1190-7.

64. Cook RL, Sereika SM, Hunt SC, Woodward WC, Erlen JA, Conigliaro J. Problem drinking and medication adherence among person with HIV infection. J Gen Intern Med 2001; 16(2):83-8.

65. Samet JH, Horton NJ, Meli S, Palepu A, Freedberg KA. Alcohol consumption and antiretroviral adherence among HIV-infected person with alcohol problem. Alcohol Clinic Exp Res 2004; (28)4:572-7.

66. Lucas GM, Gebo KA, Chaisson RE, Moore R. Longitudinal assessment of the effects of drug and alcohol abuse on HIV-1 treatment outcomes in a urban clinic. Aids 2002; 16:767-74.

67. Gossop M, Marsden J, Stewart D, Treacy S. Reduced injection risk and sexual risk behavior after drug misuse treatment: results from the National Treatment Outcome Research Study. Aids Care 2002; 14:77-93.

68. Margolin A, Avants SK, Warburton LA, Hawkins KA, Shi J. A randomized clinical trial of a manual-guided risk reduction intervention for HIV-positive injection drug user. Health Psychology 2003; 22:223-8.

69. Prendergast M, Podus D, Chang E, Urada D. The effectiveness of drug abuse treatment: a meta-analysis of comparison group studies. Drug and Alcohol Dependence 2002; 67:53-72.

70. Turner BJ, Fleishman JA, Wenger N, Stein MD, Longshore D, Bozzete SA et al. Effects of drugs abuse and mental disorders on use and type of antiretroviral therapy in HIV-infection person. J Gen Intern Med 2001; 16(9):625-33.

71. Jones DL, Ross D, Weiss SM, Bhat G, Chitalu N. Influence of partner participation on sexual risk behavior reduction among HIV-positive Zambian women. J Urban Health 2005; 82(Suppl 4):92-100.

72. McMahon RC, Malow RM, Jennings TE, Gomez CJ. Effects of a cognitive-behavioral HIV prevention intervention among HIV negative male substance abusers in VA residential. Aids Educ Prev 2001; 13(1):91-107.

73. Naar-King S, Wright K, Parsons JT, Frey M, Templin T, Lam P et al. Healthy choices: motivational enhancement therapy for health risk behaviors in HIV-positive youth. Aids Educ Prev 2006; 18(1):1-11.

A violência e o consumo nocivo de álcool

Danilo Antonio Baltieri
Fernanda Cestaro Prado Cortez

INTRODUÇÃO

A relação entre consumo de álcool e crime é reconhecida como um sério problema social em todo o mundo. O álcool pode ser a causa direta de um crime, uma vez que acarreta desinibição ou prejuízo cognitivo, e ambos podem compartilhar um terceiro fator complicador, como personalidade e desvantagens sociais. As atividades criminosas podem facilitar o consumo de bebidas alcoólicas, mas essa associação também pode ser espúria.

O sistema penal brasileiro isenta de pena o agente que, no momento do crime, não possuía a completa capacidade de entender a ilicitude do fato ou de se determinar de acordo com esse entendimento. Já a embriaguez, voluntária ou culposa, não exclui a imputabilidade, exceto nos casos fortuitos ou de força maior.

O adequado conhecimento das leis é essencial para psiquiatras envolvidos com avaliações forenses ou clínicas, que devem fornecer ao julgador elementos contundentes e de boa capacidade prognóstica para a consideração da inimputabilidade penal. Além disso, reconhecer os vários aspectos criminológicos relacionados à gênese do crime é matéria essencial dentro do contexto clínico e forense.

O consumo inadequado de bebidas alcoólicas tem produzido efeitos deletérios em diversos setores da vida dos bebedores. Além das complicações físicas e psiquiátricas, muitos problemas sociais e legais relacionados a esse consumo têm sido amplamente registrados.

A interface entre o consumo de bebidas alcoólicas e o comportamento violento ou agressivo tem sido matéria de intensas pesquisas em todo o mundo. Embora a associação direta seja difícil, é possível sugerir que o consumo inadequado de bebidas alcoólicas esteja relacionado a crimes violentos. Todavia, outros fatores criminógenos sempre devem ser considerados.

Às vezes, o psiquiatra é chamado para emitir opinião sobre o estado mental de uma pessoa que cometeu um crime na vigência do uso de bebidas alcoólicas, para avaliar a necessidade da interdição civil de outra pessoa com complicações psiquiátricas ou neurológicas associadas a esse consumo ou para averiguar a capacidade para o trabalho entre alguns bebedores. Em quaisquer dessas situações, há a imperativa necessidade de conhecer os principais aspectos dos códigos legais que versam sobre esses temas, bem como as conseqüências do uso nocivo de bebidas alcoólicas à saúde.

Além dos códigos e das leis, é necessária uma visão ampla e integradora sobre os diversos aspectos da criminologia, visto que o crime é um fenômeno complexo e multifatorial, o que freqüentemente impede uma relação direta e causal entre o consumo de bebidas alcoólicas e as atividades criminosas.

EPIDEMIOLOGIA

O consumo de álcool é um fenômeno mundial que ultrapassa fronteiras nacionais, culturais, sociais, políticas e econômicas, podendo resultar em inúmeras complicações que abrangem as áreas física, jurídica, profissional, escolar, social e familiar.

NO BRASIL

O Centro Brasileiro de Informações sobre Drogas Psicotrópicas do Departamento de Psicobiologia da Universidade Federal de São Paulo (CEBRID/Unifesp), em levantamento domiciliar sobre o uso de drogas psicotrópicas envolvendo 107 cidades com mais de 200 mil habitantes e tendo como população-alvo indivíduos entre 12 e 65 anos de idade, observou que o uso de álcool foi de 74,6%.

A estimativa de dependência de álcool no Brasil é de 12,3%, o que representa cerca de 20.910.000 pessoas.[1]

NO MUNDO

Nos Estados Unidos, cerca de 8,46% da população entre 18 e 65 anos de idade pode ser considerada dependente de álcool, o que representa cerca de 17,6 milhões de americanos.[2,3] Nesse país, aproximadamente 25% dos jovens entre 18 e 24 anos de idade fazem uso pesado de bebidas (definido como mais de cinco doses por ocasião) em mais de doze vezes ao ano.

A Europa é a região do mundo que mais produz e consome bebidas alcoólicas. Parece haver, entretanto, ampla variabilidade entre os diversos países europeus quanto à prevalência da dependência de álcool. Cerca de 11,5% da população adulta da Finlândia e de 4% da população adulta da Suíça, por exemplo, podem ser considerados dependentes da substância.[4]

ÁLCOOL E VIOLÊNCIA

VISÃO GERAL

Uma das principais complicações advindas do consumo de substâncias psicoativas são os problemas com a justiça. Diversos estudos têm apontado o relacionamento estreito entre o consumo de álcool e de outras drogas e o crime.[5,6,7] Além disso, o consumo inadequado de bebidas alcoólicas tem sido associado ao maior risco de reincidência criminal.[8]

De fato, a associação entre uso nocivo de álcool e a violência tem sido descrita por célebres criminologistas. Lombroso[9], por exemplo, escreveu que ¾ de todos os crimes na Inglaterra da sua época estavam relacionados ao consumo de bebidas etílicas. Howard[10] também se pronunciou a este respeito, afirmando que o álcool "prejudica o julgamento, entorpece a razão e enfraquece a vontade; ao mesmo tempo, excita os sentidos, inflama as paixões e libera a mais primitiva 'fera', antes contida pelas restrições sociais".

O consumo nocivo de bebidas alcoólicas, especialmente durante os episódios de intoxicação, representa um saliente risco para a perpetração de atos violentos, incluindo homicídios, crimes sexuais e violência familiar.[11,12] No entanto, os estudos sobre a relação entre crime e álcool geralmente falham na diferenciação entre uso nocivo, síndrome de dependência de álcool ou episódio de intoxicação.

Segundo Sinha e Easton[13], uma das crenças mais comuns no meio jurídico é de que criminosos, em função do constante descumprimento das regras sociais, acabam por ocupar-se, também, do uso de substâncias psicoativas. Já no meio médico especializado em dependências químicas, a crença predominante é de que a maioria dos agressores usuários de álcool e de outras drogas são, na realidade, indivíduos que fazem uso inadequado de substâncias psicoativas e, em função do abuso ou da dependência, envolvem-se nas mais variadas atividades ilícitas.

Existem crimes diretamente relacionados ao consumo de bebidas alcoólicas, como dirigir embriagado e perturbar a ordem pública, quando intoxicado. Todavia, associar causalmente um crime violento, como homicídio, roubo ou estupro, unicamente ao uso nocivo de bebidas é pouco sustentável.

Há uma relação complexa entre o consumo de bebidas alcoólicas e o crime.[14] Goldstein[15] aponta três fatores de conexão entre o consumo de drogas em geral e as atividades criminosas:

- os próprios efeitos psicofarmacológicos das substâncias provocariam comportamentos desadaptativos e violentos, o que resultaria em atividades ilícitas;
- as necessidades econômicas dos usuários conduziriam a atos criminosos por parte do dependente para sustentar o próprio vício;
- a própria violência associada ao tráfico e ao mercado de drogas (crime organizado).

Esse modelo tripartido é o mais útil para a associação entre o consumo de drogas ilícitas e as atividades criminosas. Mesmo assim, a literatura científica tem indicado que os efeitos psicofarmacológicos das drogas ilícitas não justificam a substancial proporção da violência relacionada ao consumo das substâncias psicoativas. As evidências dessa associação são muito fracas, principalmente quando outros fatores, como os demográficos e os antecedentes pessoais e familiares, são incluídos nas análises.[16] Outros dois fatores de conexão, isto é, as necessidades econômicas para manter o padrão de uso e o tráfico, parecem contribuir para a mais significativa associação entre uso de drogas ilícitas e o crime.[17,18] Moffitt et al.[19], por exemplo, apontaram maior consumo de álcool e maconha, assim como maior risco de reincidência criminal, entre adolescentes com condições sociais precárias. Segundo Wiesner et al. (2005), agressores reincidentes em crimes violentos apresentaram história pregressa de uso inadequado de bebidas alcoólicas antes dos 21 anos de idade com mais freqüência que os não-agressores, sem que o controle da dependência de álcool causasse mudança significativa na taxa de reincidência criminal para esse grupo. Isso não significa, porém, que o controle ou o tratamento do uso abusivo de substâncias psicoativas seja ineficaz para a redução da reincidência criminal; significa que apenas o controle pode não ser suficiente.

De maneira geral, o álcool etílico está relacionado a 50% de todos os homicídios, 30% dos suicídios e das tentativas de suicídio e à maioria dos acidentes fatais de trânsito.[20] Em função desses dados, houve um aumento das solicitações de avaliações psiquiátrico-forenses para agressores usuários de drogas, visando à realização de uma acurada avaliação do examinando, verificando o diagnóstico de abuso ou síndrome de dependência de substâncias psicoativas, bem como a existência de outro transtorno psiquiátrico co-mórbido, e à avaliação da necessidade e do potencial benefício de um tratamento psiquiátrico ou psicológico.

Parece haver, na literatura, relativo consenso sobre dois fatores intimamente associados às atividades criminosas, isto é, o duplo diagnóstico concomitante de alcoolismo e transtorno de personalidade anti-social do infrator e a história pregressa de atividade criminal, ou seja, a reincidência criminal.[7]

VISÃO ESPECÍFICA

No que concerne ao uso abusivo de álcool propriamente dito, apenas os efeitos psicofarmacológicos, como a desinibição e o descontrole impulsivo, podem colaborar para um comportamento menos regrado e, às vezes, violento. As diversas formas para disciplinar o mercado de drogas e a necessidade financeira para a aquisição do álcool não são fatores significativos na conexão entre crime e bebidas alcoólicas.

Fagan[21] tem apontado alguns fatores que podem explicar as possíveis associações entre o consumo de álcool e a violência. Na verdade, o comportamento violento pode ser uma conseqüência esperada ou não do consumo de álcool. Uma pessoa pode beber com o objetivo de praticar atos agressivos, o que é juridicamente conhecido como "embriaguez pré-ordenada", ou pode beber sem esse objetivo e, mesmo assim, demonstrar comportamentos agressivos. Os três fatores de conexão entre álcool e crime, segundo esse autor, são:

- o próprio efeito farmacológico do álcool;
- o fato de o consumo de álcool poder ser referido como uma "desculpa" pelos comportamentos aberrantes e violentos dos usuários;
- a existência de outros fatores que favorecem tanto o consumo de bebidas quanto o comportamento violento, como certos aspectos do temperamento do indivíduo (impulsividade e baixa evitação de riscos), gerando a conduta indesejável.

Apesar das tentativas de categorizar as diversas formas de conexão entre consumo de bebidas alcoólicas e crime ou comportamento violento, múltiplas variáveis devem ser consideradas durante as avaliações.

O comportamento agressivo associado ao consumo de bebidas alcoólicas tem sido, muitas vezes, atribuído aos efeitos farmacológicos do álcool, que diminuem a inibição comportamental e aumentam a excitabilidade psicológica. Contudo, embora haja forte relacionamento entre álcool e violência, a maioria dos indivíduos não se torna agressiva quando intoxicada. Uma explicação para isso é que, apesar dos efeitos farmacológicos das bebidas alcoólicas, muitos dos indivíduos que se tornam agressivos quando intoxicados são mais predispostos a se comportar de maneira violenta e/ou apresentam outros fatores de risco situacionais, entre os quais se destacam provocação de terceiros, situações de ameaça real ou interpretada, frustração, pressão social para o comportamento agressivo etc.[22]

Goldstein[23] considera que a relação entre o uso de substâncias psicoativas e a violência deve ser verificada em um modelo comportamental complexo. Os principais fatores atribuídos ao comportamento violento, com especial atenção ao relacionamento álcool/drogas/crime, são:

- influência dos antecedentes do delinqüente;
- antecedentes pessoais e familiares: abuso físico/sexual, negligência, experiências inadequadas de socialização e agressões durante a infância e a adolescência;
- antecedentes culturais: valores adquiridos, crenças e normas internalizadas;
- condições recentes: efeitos farmacológicos da substância consumida: prejuízo cognitivo, labilidade emocional, agitação psicomotora, fissura ou *craving* e irritabilidade;
- condições sociais: falta de controle social, desorganização familiar e falta de oportunidades de emprego e de educação;
- condições econômicas: necessidade financeira, falta de recursos financeiros para conseguir a droga e dívidas;
- situacional: ambiente, local de moradia e convivência com outros delinqüentes (vizinhança, gangsterismo).

Apesar da importância dos diversos aspectos psicossociais e neurobiológicos na gênese do crime, o consumo inadequado de álcool e de outras drogas seguramente representa importante fator complicador, aceitando-se sua relação ao crime. Essa associação nem sempre é de fácil constatação, pois, além de boa parte dos estudos retrospectivos estar baseada nos relatos dos próprios apenados, outras variáveis nem sempre são incluídas nas pesquisas. Todavia, Scott et al.[24] referem que, mesmo quando outras variáveis demográficas (sexo, *status* socioeconômico, estado marital) e psiquiátricas (traços impulsivos e de personalidade) são controladas, o consumo inadequado de bebidas alcoólicas continua fortemente associado à violência física.

Em uma amostra inglesa de 1.594 homicídios ocorridos entre os anos de 1996 e 1999, 42% apresentaram história de uso de álcool e/ou de drogas por parte do agressor e/ou da vítima. Os agressores, geralmente, eram homens com história de reincidência criminal, apresentavam antecedentes pessoais de comportamentos violentos, transtornos de personalidade e contato prévio com serviços de saúde mental.[25] De fato, pessoas com diagnóstico de transtorno de personalidade do tipo anti-social costumam apresentar precoce consumo inadequado de álcool e de outras drogas, além de problemas com a justiça. Indivíduos com graves comportamentos anti-sociais na infância costumam evoluir com falhas acadêmicas, relacionamentos com pares delinqüentes, uso de álcool e de outras drogas, sintomas depressivos, comportamento sexual de risco e dificuldades para manter empregos.[26] De acordo com Wiesner et al.[19], estudos apontam um significativo relacionamento entre o consumo de álcool e de drogas entre jovens agressores reincidentes, e o conseqüente aparecimento de sintomas depressivos no início da vida adulta. Um processo contínuo de falta de oportunidades e recursos financeiros e sociais escassos contribuiria para a continuidade de atividades ilícitas durante a vida adulta. Além disso, agressores reincidentes tenderiam a se manter em situações de risco, incluindo a associação com grupos delinqüentes, que reforça comportamentos desviantes quando adultos, como o uso de substâncias psicoativas. Os autores estudaram traços de personalidade anti-social, história criminal familiar e fatores sociodemográficos de agressores juvenis, encontrando grandes níveis de comportamento agressivo relacionado à maior gravidade do uso de álcool e de drogas e aos sintomas depressivos.

A combinação entre comportamentos anti-sociais e uso de substâncias ilícitas contribui para a manutenção de um estilo de vida criminoso. Taylor[27] e Draine et al.[28] afirmaram que, entre todas as drogas, o uso nocivo de bebidas alcoólicas é o que está mais fortemente associado às altas taxas de reincidência criminal. Agressores e vítimas de crimes violentos freqüentemente relatam consumo de álcool antes dos atos ilícitos, como estupro, roubos e homicídios.

CRIMES SEXUAIS

O abuso de álcool por agressores e/ou vítimas está presente em 30 a 70% dos casos de estupro.[29,30] Uma proporção bastante variável de mulheres abusadas sexualmente (30 a 55%) refere história regular de uso de álcool e de outras substâncias.[31-34] Lipsky et al.[35] apontaram para a grande freqüência de abuso e dependência de álcool entre mulheres vítimas de agressão sexual familiar. Em estudo sobre o uso de drogas e a perpetração de agressão, as vítimas reportaram que seus agressores estavam sob a influência de álcool em 53,3% dos casos.[36] Nos casos em que as vítimas estão intoxicadas, o comportamento sexualmente ofensivo do perpetrador tem sido relatado como mais violento.[37]

Wildom e Hiller-Sturmhofel[8] reiteram a estreita relação entre violência sexual e consumo de bebidas alcoólicas. Baltieri e Andrade[38] apontam para o fato de que o consumo de álcool pode interferir na capacidade do agressor de interpretar sinais eróticos, lembrando que, sob a influência do álcool, o homem tende a focar mais o desejo imediato que a aprovação social. Os autores demonstraram, ainda, que o consumo de álcool entre adultos agressores de crianças do sexo masculino é significativamente mais grave que o consumo de álcool entre adultos agressores de crianças do sexo feminino, fato que pode estar relacionado ao maior risco de reincidência criminal.[39]

Apesar da associação entre álcool e crimes sexuais, o impacto causal do uso nocivo de bebidas alcoólicas sobre o comportamento sexualmente ofensivo não é fortemente consubstanciado. Alguns pesquisadores demonstram que, durante os crimes do tipo "contra os costumes" (crimes sexuais), os ofensores tinham feito uso de bebidas alcoólicas da mesma forma que fariam em outras situações nas quais não se envolveram em atividades ilícitas. Outros estudos alegam, ainda, que o uso de álcool pode servir para facilitar a conduta sexualmente agressiva apenas nos indivíduos suscetíveis e com perturbações da preferência sexual ou do controle comportamental (impulsividade). Outros autores sugerem que as bebidas podem ser utilizadas pelos agressores sexuais como uma "desculpa" para a concretização do comportamento inadequado e ilícito.[40]

A falta de clareza sobre a relação entre consumo de bebidas alcoólicas e crimes sexuais não é surpreendente, dado que uma miríade de outros fatores psicossociais, neurobiológicos e criminológicos está envolvida.

Atualmente, uma das grandes preocupações é a agressão sexual contra menores de idade. Miller et al.[41] sugerem três teorias que justificam uma relação direta entre o consumo abusivo do álcool e a violência sexual envolvendo crianças.

Durante a fase de intoxicação, o usuário pode apresentar comportamento e linguagem diferentes, que, eventualmente, são interpretados por terceiros como eróticos, abusivos e ameaçadores.

O agressor, atribuindo o comportamento inadequado ao uso do álcool, acaba por se eximir de qualquer responsabilidade ou culpa diante de seu comportamento sexualmente patológico já previamente existente.

O álcool, sendo um depressor do sistema nervoso central, interfere no controle do comportamento exercido normalmente por centros inibitórios cerebrais, provocando desinibição do comportamento sexual.

ÁLCOOL – ASPECTOS LEGAIS

CÓDIGO DE HAMMURABI

§ 110 – Se uma sacerdotisa *naditum* ou *ugbabtum*, que more em um convento, abriu uma taberna ou entrou na taberna para beber cerveja, queimarão essa mulher.

Apesar de o Código de Hammurabi ser um dos códigos de lei mais antigos da humanidade, é interessante ressaltar que ele apresenta certa preocupação moral com o uso de bebidas alcoólicas. O artigo é o único, entre os 282 artigos desse código, promulgado entre os anos de 1825 e 1787 a.C., que versa sobre bebidas alcoólicas como causa de punição severa (morte com fogo) para mulheres da classe superior do clero babilônico.[42] Vale ressaltar, porém, que essa punição não era aplicada a homens de qualquer classe ou às mulheres de classes inferiores.

Código de Direito Canônico

Cân. 1.324 - § 1. O autor da violação não se exime da pena, mas a pena estabelecida pela lei ou pelo preceito deve ser mitigada ou substituída por uma penitência, se o delito for cometido por alguém que não estava no uso da razão por causa de embriaguez ou por outra perturbação mental semelhante, a qual tivesse sido culpável.

Cân. 1.325 – A ignorância crassa, supina ou afetada, nunca pode ser levada em conta na aplicação das prescrições dos cânones 1.323 e 1.324; igualmente, a embriaguez ou outras perturbações mentais, caso provocadas propositadamente para praticar o delito ou dele escusar, bem como a paixão voluntariamente excitada ou alimentada.

Cân. 1.345 – Sempre que o delinqüente só tiver o uso imperfeito da razão, ou tiver cometido o delito por medo, necessidade, ímpeto de paixão, em estado de embriaguez ou em outra semelhante perturbação mental, o juiz pode também abster-se de impor qualquer punição, se julgar que se pode, doutro modo, assegurar melhor a emenda do réu.

O Código Canônico atual, promulgado pelo Papa João Paulo II em 25 de janeiro de 1983, em vigor a partir de 27 de novembro de 1983, trata da inimputabilidade do agente e dos crimes cometidos em estado de embriaguez. As penas impostas nesse código são, em geral, excomunhão, penas expiatórias (demissão do estado clerical, proibição de morar em determinado território e privação de direito, encargo e ofício), penitências e remédios penais.[43] Vê-se uma postura preocupada com a saúde mental do infrator, procurando proteger das penas aqueles que não possuem adequada capacidade de julgamento e autodeterminação. No entanto, o consumo do álcool com a finalidade de cometer o delito, assim como no Código Penal Brasileiro, é situação agravante para a pena.

Código Penal Brasileiro

Segundo o art. 28 do Código Penal Brasileiro, pode sofrer imputação penal a pessoa que se colocou em condições de embriaguez de forma culposa ou dolosa e, em tal situação, cometeu um delito.[44]

Segundo Sznick[45], o álcool é o principal agente da embriaguez, seguido pelas substâncias entorpecentes – daí poder falar-se em embriaguez por outras drogas.

Pedroso[46] relata que o termo "embriaguez", no diploma legal, consiste no estado de intoxicação aguda e transitória do organismo por álcool ou substâncias de efeitos análogos (éter, clorofórmio, barbitúricos e tóxicos ou alucinógenos), comprometendo as funções fisiológicas, físicas e intelectuais dos indivíduos. Assim, a lei adota o princípio da responsabilidade do indivíduo no momento em que se começa a beber e não no instante em que, no estado de embriaguez, comete-se o ato criminoso. Verifica-se que o Código Penal Brasileiro, ao resolver dessa forma o problema da embriaguez, do ponto de vista da responsabilidade penal, adotou, em toda a sua extensão, a teoria da *actio libera in causa*, ou seja, "a ação é livre na sua origem". Segundo essa teoria, se o dolo não é contemporâneo à ação, é, pelo menos, contemporâneo ao início dos eventos que culminaram no resultado doloso.

Sznick[47] descreve cinco fases em que se desenrola a *actio libera in causa*. São elas:

- vontade inicial: o sujeito tem vontade de beber e o faz, livre e conscientemente;
- estado de inconsciência ou subconsciência: os atos realizados na fase anterior, que foram plenamente voluntários e desejados, devem ser suficientes para causar prejuízo na capacidade de julgamento e crítica;
- conduta: inicia-se pela conduta do agente, que se coloca em determinada situação provocada por incapacidade temporal;
- previsão e volição do resultado: o agente deve querer o resultado e ter a possibilidade de prever as conseqüências da sua ação no momento em que se colocou em estado de incapacidade;

- nexo causal: exige-se que, entre a volição e o resultado realizado, exista um nexo causal objetivo e subjetivo que torne o agente responsável por sua ação.

Segundo Pedroso[46], a teoria da ação livre aplica-se não somente às situações em que o sujeito quis o acontecimento ulterior criminoso (dolo direto) ou assumiu o risco de produzí-lo (dolo eventual), como àquelas em que o evento delituoso era previsível.

Manzini[48], no Tratado de Direito Penal Italiano, defendia a idéia de que, mesmo nos casos de embriaguez completa, existe uma vontade residual, precedida por uma vontade originária dolosa e por uma ação consciente, que é imputável, mesmo que não estivesse presente no momento do crime.

A responsabilidade criminal é agravada, dentro da lei, se o agente faz uso da bebida com a intenção de facilitar a prática do delito (art. 61, II, *l*, do Código Penal Brasileiro – Embriaguez Pré-ordenada).

O mesmo artigo afirma que, se o agente, por embriaguez completa proveniente de caso fortuito ou de força maior, era, ao tempo da ação ou da omissão, inteiramente incapaz de entender o caráter ilícito do fato ou de determinar-se de acordo com esse entendimento, é considerado inimputável. Já o agente que, por embriaguez proveniente de caso fortuito ou de força maior, não possuía, ao tempo da ação ou da omissão, a plena capacidade de entender o caráter ilícito do fato ou de determinar-se de acordo com esse entendimento, cai na imputabilidade reduzida penal. Logo, a simples intoxicação voluntária ou culposa não exclui a imputabilidade.

Segundo França[49], a embriaguez por força maior e a embriaguez fortuita podem ser definidas como:

- embriaguez por força maior: é aquela em que a capacidade humana é incapaz de prever ou resistir. Em casos como no carnaval, em que todos bebem, alguém se entrega a esse procedimento para não ficar em desacordo com o meio e não contrariar os circunstantes, ou alguém que, em razão do trabalho, é obrigado a permanecer em local saturado de vapores etílicos, a redução da pena é possível.

A embriaguez por força maior implica, também, aquela em que o sujeito foi obrigado a beber.

* embriaguez fortuita: é a embriaguez ocasional, rara, em momentos especiais, tendo origem em um erro compreensível e não em uma ação predeterminada ou imprudente. Por exemplo, o indivíduo que, por engano, tomou uma bebida como inócua e que, na realidade, se tratava de uma bebida com alto teor alcoólico, ou que ingeriu remédio que potencializasse os efeitos de pequenas doses de etanol consideradas inócuas.

Segundo Bittencourt e Conde[50], na força maior, o fato típico pode ser previsível, mas nunca evitável; enquanto, no caso fortuito, pode ser evitável, mas nunca é previsível.

Verifica-se, segundo a lei, que a embriaguez completa não é suficiente para a exclusão da culpabilidade. É necessário que, em conseqüência dela, resultante de caso fortuito ou força maior, o indivíduo seja inteiramente incapaz de entender a ilicitude do fato ou de determinar-se com esse entendimento (ausência de capacidade intelectiva ou volitiva). Não é preciso, porém, que ocorra a ausência das duas capacidades, pois um dos efeitos já é suficiente.

Muitos autores acreditam que a embriaguez contínua, como no caso do dependente grave de álcool, não exclui nem diminui a imputabilidade. Entretanto, o alcoolista (uso de álcool em padrão de dependência), que, muitas vezes, apresenta prejuízo da crítica, do pensamento e da senso-percepção, deve merecer tratamento penal diferenciado.

No campo jurídico, a embriaguez classifica-se em:

* acidental: é a embriaguez produzida por caso fortuito ou força maior;
* culposa: decorrente da imprudência ou da negligência de beber exageradamente e não conhecer os efeitos do álcool;
* dolosa: o agente quer se embriagar, mas não quer cometer crime. O sujeito sabe que, em estado de embriaguez, poderá cometer algum crime e, mesmo assim, assume o risco e bebe;

- pré-ordenada: é a forma de embriaguez em que o agente embriaga-se com o propósito de cometer o crime, sendo circunstância agravante da pena;
- habitual: o agente vive sob a dependência do álcool;
- patológica: resulta da ingestão de pequenas doses, com manifestações agressivas e violentas.[45]

Muitos tratados de psiquiatria forense enfatizam a classificação das dependências químicas em três graus: leve, moderada e grave.

Na leve, o indivíduo não tem sintomas de síndrome de abstinência e o uso da substância psicoativa ocorre durante festas ou em finais de semana. Na moderada, a droga é usada freqüentemente, em geral diariamente, e o sujeito pode apresentar quadros de síndrome de abstinência. Já na grave, a vida do dependente é norteada pelo consumo da droga, havendo perda completa do controle diante do consumo.

Dentro de um modelo estático, alguns manuais orientam considerar a imputabilidade para os casos de dependência leve, a imputabilidade reduzida para os casos de dependência moderada e a inimputabilidade para os casos de dependência grave. Entretanto, conforme orienta o Código Penal, é necessário o exame pericial minucioso, consubstanciado na capacidade de entender o caráter ilícito do fato ou na possibilidade de determinar-se com esse entendimento, sempre considerando o tempo da ação ou da omissão. Isso significa que o dependente grave pode ter o entendimento exato da ilicitude da sua ação e gozar de amplo poder de decisão, enquanto o dependente leve pode se colocar na questão da inimputabilidade. Para o Direito, importa menos o grau de dependência e mais seus efeitos sobre a consciência e a vontade do agente ao tempo do crime.[51]

Leis dos antitóxicos

A Lei n. 11.343/2006 entrou em vigor em 23 de agosto de 2006, vetando onze dispositivos da Lei n. 10.409/2002. Assim, entre várias modificações, tem-se:

- a instituição do Sistema Nacional de Políticas Públicas sobre Drogas (Sisnad), que prescreve medidas de prevenção do uso indevido e atenção e reinserção social de usuários e dependentes de drogas, além de estabelecer normas para a repressão à produção não-autorizada e ao tráfico de drogas e definir crimes;
- o abandono da pena de prisão para os usuários de drogas que, conforme o art. 28, se caracteriza por quem adquire, guarda, tem em depósito, transporta ou traz consigo, para consumo pessoal, drogas sem autorização ou em desacordo com a determinação legal ou regulamentar. Esse indivíduo será submetido à advertência sobre os efeitos das drogas, à prestação de serviços à comunidade e a medidas educativas de comparecimento a programas ou cursos educativos;
- a especificação das atividades consideradas como crime (arts. 33 a 39), como importação e exportação de drogas, fabricação e venda sem autorização ou em desacordo com a determinação legal, indução ao uso de drogas por outrem, oferecer drogas para pessoa relacionada e prescrição de droga de que o paciente não necessite.

A legislação brasileira, com a Nova Lei de Tóxicos (Lei n. 11.343/2006), entra em consonância com a política européia de redução de danos, descriminalizando a posse de drogas para consumo pessoal. Isso constitui uma opção político-cultural minimalista, caracterizada pela mínima intervenção do Direito Penal.

Os arts. 45 e 46 rezam:

É isento de pena o agente que, em razão da dependência ou sob o efeito proveniente de caso fortuito ou força maior de droga, era, ao tempo da ação ou da omissão, qualquer que tenha sido a infração penal praticada, inteiramente incapaz de entender o caráter ilícito do fato ou de determinar-se de acordo com esse entendimento.

Parágrafo único: Quando absolver o agente, reconhecendo, por força pericial, que este apresentava, à época do fato previsto neste artigo, as condições referidas no *caput* deste artigo, poderá determinar o juiz, na sentença, o seu encaminhamento para tratamento médico adequado.

As penas podem ser reduzidas de 1/3 a 2/3 se, por força das circunstâncias previstas no art. 45 dessa lei, o agente não possuía, ao tempo da ação ou da omissão, a plena capacidade de entender o caráter ilícito do fato ou de determinar-se de acordo com esse entendimento.[52]

Trata-se da definição do que é imputável ou não na grande área das dependências químicas. O art. 26 do Código Penal Brasileiro reza:

É isento de pena o agente que, **por doença mental ou desenvolvimento mental incompleto ou retardado**, era, ao tempo da ação ou da omissão, inteiramente incapaz de entender o caráter ilícito do fato ou de determinar-se de acordo com esse entendimento.

Parágrafo único: A pena pode ser reduzida de 1/3 (um terço) a 2/3 (dois terços) se o agente, em virtude de perturbação de saúde mental ou por desenvolvimento mental incompleto ou retardado não era inteiramente capaz de entender o caráter ilícito do fato ou de determinar-se de acordo com esse entendimento.

A semelhança dos dois artigos é evidente e **tem como função enfatizar a existência dos dois termos jurídicos:** doença mental e dependência. Segundo Jesus[44], de acordo com a jurisprudência, somente pode ser considerada doença mental aquela que for reconhecida pela Psiquiatria, com quadro bem definido. Dentro dessa especialidade, as dependências químicas são consideradas doença, tendo características diagnósticas definidas.

Lei das Contravenções Penais

A Lei das Contravenções Penais (Decreto-lei n. 3.688, de 3 de outubro de 1941), em seu art. 62, visando a proteger a incolumidade pública, proíbe o indivíduo de apresentar-se publicamente em estado de embriaguez, de modo que cause escândalo ou ponha em perigo a segurança própria ou alheia. Em seu Parágrafo Único, diz que, se a embriaguez é habitual, o contraventor deve ser internado em hospital de custódia e tratamento.

Em seu art. 63, proíbe a venda de bebidas alcoólicas a menores de 18 anos de idade, a pessoas embriagadas, a doentes mentais ou a pessoas juridicamente proibidas de freqüentar lugares em que se consomem bebidas alcoólicas.[53]

Código Civil

Segundo o novo Código Civil (Lei n. 10.406, de 10 de janeiro de 2002), em seu art. 4º, são incapazes, relativamente a certos atos, ou à maneira de os exercer:

II- os ébrios naturais, os viciados em tóxicos, e os que, por deficiência mental, tenham o discernimento reduzido.

Código Penal Militar

A responsabilidade criminal na embriaguez, inclusive no tocante aos casos fortuitos ou de força maior, está em igual condição ao Código Penal.

No art. 178, o ato de "embriagar-se o militar quando em serviço ou apresentar-se embriagado para prestá-lo" é qualificado como delito autônomo, com pena de detenção.

Código Nacional de Trânsito

A Nova Lei do Código Nacional de Trânsito (Lei n. 11.705, de 19 de junho de 2008) altera a Lei n. 9.503/1997, que instituiu o Código de Trânsito Brasileiro, com a finalidade de estabelecer alcoolemia zero e de impor penalidades mais severas ao condutor que dirigir sob a influência de álcool.

art. 165 – Dirigir sob a influência de álcool ou de qualquer outra substância psicoativa que determine dependência: Infração – gravíssima; Penalidade – multa e suspensão do direito de dirigir por 12 (doze) meses; Medida Administrativa – retenção do veículo até a apresentação de condutor habilitado e recolhimento do documento de habilitação.

art. 276 – Qualquer concentração de álcool por litro de sangue sujeita o condutor às penalidades previstas no art. 165 deste código.

A comprovação de que o condutor encontra-se impedido de dirigir o veículo automotor, na suspeita de estar sob a influência de qualquer quantidade de álcool, será confirmada com os seguintes procedimentos:

* teste em aparelho de ar alveolar (bafômetro);
* exame clínico com laudo conclusivo e firmado pelo médico-examinador da Polícia Judiciária;
* exames realizados por laboratórios especializados indicados pelo órgão de trânsito competente ou pela Polícia Judiciária.

Aplica-se medida correspondente no caso de suspeita de uso de substância entorpecente tóxica ou de efeitos análogos, de acordo com as características técnicas científicas.

art. 296 – Se o réu for reincidente na prática do crime previsto neste Código, o juiz aplicará a penalidade de suspensão da permissão ou habilitação para dirigir veículo automotor, sem prejuízo das demais sanções cabíveis.

MEDIDA DE SEGURANÇA PARA O INIMPUTÁVEL DEPENDENTE

O atual Código Penal determina medida de segurança para o tratamento imprescindível do agente inimputável a fim de recuperar o indivíduo.

Uma vez considerado agente inimputável (art. 45 da Lei n. 11.343/2006 e art. 26 do Código Penal Brasileiro), pela conjugação da dependência química com a incapacidade completa de entendimento e determinação, o juiz determinará que o mesmo seja submetido a tratamento médico, e a sentença é absolutória imprópria. No caso da embriaguez acidental completa, porém, a sentença é absolutória própria, sem imposição de medida de segurança.

O tratamento compulsório para inimputáveis pode se dar em regime de internação ou ambulatorial, que cessa, quando é verificada a recuperação do sujeito, comprovada por perícia oficial e comunicada ao juízo. O prazo da medida de segurança será adequado e suficiente para a recuperação do sujeito. Na falta de expressa disposição a respeito do prazo, é razoável fixar um tempo de um ano para a primeira avaliação, que é exatamente o prazo fixado pelo Código Penal em situação semelhante.[51]

TRATAMENTO COMPULSÓRIO

Ao indivíduo com imputabilidade reduzida em razão de dependência química, é inaplicável a substituição da pena por medida de segurança, como faculta o Código Penal. Todavia, é possível e desejável o encaminhamento do sujeito a tratamento, com base no art. 26 da Nova Lei de Tóxicos n. 11.343/2006, por meio do instituto do tratamento compulsório para dependentes.[51]

TRATAMENTO DOS APENADOS DEPENDENTES QUÍMICOS

O tratamento dos apenados dependentes químicos pode ser feito na própria prisão ou fora dela.[27]

Apesar de Swartz e Lurigio[54] mostrarem algumas vantagens de o tratamento ser realizado dentro das prisões, como maior aderência, internação compulsória dos presos (já que os mesmos se encontram, *a priori*, "internados") e menor custo que os tratamentos ambulatoriais, a intervenção terapêutica dentro da penitenciária apresenta várias limitações estruturais, derivadas do próprio cenário em que acontece, como superpopulação, clima social carcerário, violência e dificuldade de avaliar a real motivação do dependente para o tratamento.

De outra forma, qualquer tratamento ressocializador ao apenado durante o cumprimento da pena em penitenciária parece insatisfatório, visto que o problema da reinserção tem um conteúdo funcional que transcende a mera e parcial faceta clínica, reclamando um atendimento a outras necessidades do condenado, relacionadas ao meio social, familiar, laboral etc. Dessa forma, parece, para alguns autores, que a intervenção terapêutica no apenado que se encontra fora da prisão, ora por gozar de penas alternativas, ora por desfrutar do regime de "prisão aberta", ora por se encontrar em livramento condicional ou por ter cumprido o período de prisão exigido por lei, apresenta melhores resultados ressocializadores, gerando e mantendo novos padrões de conduta positiva nos condenados.

De fato, a prisão pode ser um importante fator de motivação para o tratamento da dependência química, devido às atuais conseqüências negativas do consumo prévio de drogas. O tratamento dos apenados pode contribuir para evitar a reincidência criminal.

CONSIDERAÇÕES FINAIS

O consumo inadequado de substâncias psicoativas representa importante problema médico-social em todo o mundo. As repercussões jurídico-sociais desse consumo têm sido estudadas com maior rigor científico nas últimas décadas, o que tem colaborado muito para a melhor compreensão da relação entre drogas e crime.

Entre os anos de 2006 e 2008, houve muitas mudanças no cenário legislativo sobre drogas, ocorrendo, inclusive, algumas disparidades, como a Nova Lei de Tóxicos, que tende à descriminalização do uso pessoal de drogas, focando a educação, a orientação e o tratamento do usuário de drogas, sendo mais minimalista, e a nova lei do Código de Trânsito Brasileiro, que tende à repressão, rezando alcoolemia zero e prevendo penalidades severas aos infratores.

O conhecimento preciso das leis vigentes relacionadas ao tema do consumo de substâncias psicoativas, bem como o reconhecimento dos múltiplos aspectos envolvidos nas atividades criminosas, é cada vez mais necessário no cenário nacional devido à alta freqüência do consumo de álcool e de outras drogas e à onda de violência que grassa o Brasil.

REFERÊNCIAS BIBLIOGRÁFICAS

1. Carlini EA, Galduroz JCF, Noto AR, Nappo SA. Levantamento domiciliar de drogas psicotrópicas no Brasil: estudo envolvendo as 107 maiores cidades do país – 2001. São Paulo: Cebrid/Unifesp, 2001.
2. Grant BF. Prevalence and correlates of alcohol use and DSM-IV alcohol dependence in the United States: results of the National Longitudinal Alcohol Epidemiologic Survey. J Stud Alcohol 1997; 58(5):464-73.
3. Grant BG, Dawson DA, Stinson FS, Chou SP, Dufour MC, Pickering RP. The 12-Month Prevalence and trends in DSM–IV Alcohol abuse and dependence: United States, 1991-1992 and 2001-2002. Drug Alcohol Depend 2004; 74(3):223-34.
4. Rehn N, Room R, Edwards G. Alcohol in the European region – consumption, harm and policies. Eurocare, 2001.
5. Chalub M, Telles LEB. Alcohol, drugs and crime. Rev Bras Psiquiatr 2006; 28(supl II):S69-73.
6. Dawkins MP. Drug use and violent crime among adolescents. Adolescence 1997; 32(126):395-405.
7. Hernandez-Avila CA, Burleson JA, Poling J, Tennen H, Rounsaville BJ, Kranzler HR. Personality and substance use disorders as predictors of criminality. Compr Psychiatry 2000; 41(4):276-83.
8. Wildom CS, Hiller-Sturmhofel S. Alcohol abuse as risk for and consequence of child abuse. Alcohol Res Health 2001; 25(1):52-7.
9. Lombroso C. Crime: its causes and remedies. Montclair: Patterson Smith, 1912.
10. Howard GE. Alcohol and crime: a study in social causation. AJS 1918; 24:61-80.
11. Pelissier B. Gender differences in substance use treatment entry and retention among prisoners with substance use histories. Am J Public Health 2004; 94(8):1418-24.
12. Schuckit MA, Russell JW. An evaluation of primary alcoholics with histories of violence. J Clin Psychiatry 1984; 45(1):3-6.
13. Sinha R, Easton C. Substance abuse and criminality. J Am Acad Psychiatry Law 1999; 27(4):513-26.
14. Martin SE, Bryant K. Gender differences in the association of alcohol intoxication and illicit drug abuse among persons arrested for violent and property offenses. J Subst Abuse 2001; 13(1):563-81.
15. Goldstein PJ. The drugs/violence nexus: a tripartite conceptual framework. Drugs Issues 1995; 15:493-506.
16. Collins JJ, Powers LL, Craddock A. Recent, drug use and violent arrest charges in three cities. Research triangle park NC: Research Triangle Institute, 1989.
17. Cohen MA. Alcohol, drugs and crime. Addiction 1999; 94(5):644-7.
18. Moffitt TE, Caspi A, Harrington H, Milne BJ. Males on the life-course-persistent and adolescence-limited antisocial pathways: follow-up at age 26 years. Dev Psychopathol 2002; 14:179-207.

A violência e o consumo nocivo de álcool

19. Wiesner M, Kim HK, Capaldi DM. Developmental trajecories of offending: validation and prediction to young adult alcohol use, drug use and depressive symptoms. Dev Psychopathol 2005; 17(1):251-70.

20. Minayo MCS, Deslandes SF. A complexidade das relações entre drogas, álcool e violência. Cad Saúde Pública 1998; 14(1):35-42.

21. Fagan J. Interactions among drugs, alcohol and violence. Health Aff 1993; 12(4):65-79.

22. Parrott DJ, Giancola PR. Alcohol dependence and physical aggression: the mediating effect dispositional impulsivity. In: Brozner EY. New research on alcohol abuse and alcoholism. New York: Noba Science Publishers, 2006.

23. Goldstein PJ. Drugs, violence, and federal funding: a research odyssey. Subst Use Misuse 1998; 35(9):1915-36.

24. Scott KD, Schafer J, Greenfield TK. The role of alcohol in physical assault perpetration and victimization. J Stud Alcohol 1999; 60 (1):528-36.

25. Shaw J, Hunt IM, Flynn S, Amos T, Meehan J, Robinson J et al. The role of alcohol and drugs in homicides in England and Wales. Addiction 2006; 101(8):1071-2.

26. Poldrugo F. Alcohol and criminal behaviour. Alcohol 1998; 33(1):12-5.

27. Taylor PJ. Addictions and dependencies: their association with offending. In: Gunn J, Taylor PJ. Forensic psychiatry. clinical, legal and ethical issues. London: Butterworth-Heinemann, 1995.

28. Draine J, Solomon P, Meyerdon A. Predictors of reincarceration among patients who received psychiatric services in jail. Hosp Community Psychiatry 1994; 45 (2):163-7.

29. Brecklin LR, Ullman SE. The roles of victim and offender alcohol use in sexual assaults: results from the national violence against women survey. J Stud Alcohol 2002; 63(1):57-63.

30. Testa M. The impact of men's alcohol consumption on perpetration of sexual aggression. Clin Psychol Rev 2002; 22(8):1239-63.

31. Caetano R, Schafer J, Cunradi CB. Alcohol-related intimate partner violence among white, black and hispanic couples in the United States. Alcohol Res Health 2001; 25(1):58-65.

32. Cunradi CB, Caetano R, Schafer J. Alcohol-related problems, drug use and male intimate partner violence severity among US couples. Alcohol Clin Exp Res 2002; 26(4):493-500.

33. El-Bassel N, Gilbert L, Witte S, Wu E, Gaeta T, Schilling R et al. Intimate partner violence and substance abuse among monority women receiving care from an innercity emergency department. Womens Health Issues 2003; 13(1):16-22.

34. Weinsheimer RL, Schermer CR, Malcoe LH, Balduf LM, Bloomfield LA. Severe intimate partner violence and alcohol use among female trauma patients. J Trauma 2005; 58(1):22-9.

35. Lipsky S, Caetano R, Field CA, Larkin GL. Is there a relationship between victim and partner alcohol use during an intimate partner violence event? Findings from

an urban emergency department study of abuse women. J Stud Alcohol 2005; 66(3):407-12.

36. Ernst AA, Weiss SJ, Enright-Smith S, Hilton E, Byrd EC. Perpetrators of intimate partner violence use significantly more methanphetamine, cocaine and alcohol than victims: a report by victims. Am J Emerg Med 2008; 26(5):592-6.

37. Kaysen D, Neighbors C, Martell J, Fossos N, Larimer ME. Incapacitated rape and alcohol use: a prospective analysis. Addict Behav 2006; 31(10):1820-32.

38. Baltieri DA, de Andrade AG. Comparing serial and nonserial sexual offenders: alcohol and street drug consumption, impulsiveness and history of sexual abuse. Res Bras Psiquiatr 2008a; 30(1):25-31.

39. Baltieri DA, de Andrade AG. Alcohol and drug consumption among sexual offenders. Forensic Sci Int 2008b; 175(1):31-5.

40. Peugh J, Belenko S. Examining the substance use patterns and treatment needs of incarcerated sex offenders. Sex Abuse 2001; 13(3):179-95.

41. Miller BA, Maguin E, Downs WR. Alcohol, drugs and violence in children's lives. In: Galantaer M. Recent developments in alcoholism. Nova York: Plenum, 1997.

42. Bouzon E. O Código de Hammurabi. Petrópolis: Vozes, 2003.

43. Conferência Nacional dos Bispos do Brasil – CNBB. Código de Direito Canônico. São Paulo: Loyola, 2001.

44. Jesus DE. Código penal anotado. São Paulo: Saraiva, 2002.

45. Sznick VA. Manual de direito penal. São Paulo: Leud, 2002.

46. Pedroso FA. Direito penal. São Paulo: Leud, 2000.

47. Sznick VA. Responsabilidade penal na embriaguez. São Paulo: Leud, 1987.

48. Manzini V. Trattado di diritto penale italiano. Torino: Unione Tipográfico Editrice Torinese, 1950.

49. França G. Medicina legal. Rio de Janeiro: Guanabara Koogan, 2001.

50. Bittencourt CR, Conde FM. Teoria geral do delito. São Paulo: Saraiva, 2000.

51. Führer MRE. Tratado da inimputabilidade no Direito Penal. São Paulo: Malheiros, 2000.

52. Perias GR. Leis antitóxicos comentadas. Leis ns. 10.409/02 e 6.368/76. Doutrina, legislação, jurisprudência e prática. Portaria n. 344 do Ministério da Saúde. Santa Cruz da Conceição: Vale do Mogi, 2002.

53. Jesus DE. Lei das contravenções penais anotada. São Paulo: Saraiva, 2001.

54. Swartz JA, Lurigio AJ. Final thoughts on impact: a federally funded, jail-based, drug-user-treatment program. Subst Use Misuse 1999; 34(6):887-906.

Problemas específicos: álcool e trânsito

Vilma Leyton
Julio de Carvalho Ponce
Gabriel Andreuccetti

INTRODUÇÃO

O álcool etílico é uma substância psicoativa depressora do sistema nervoso central que altera percepções e comportamentos, podendo aumentar a agressividade e diminuir a atenção. Além disso, o álcool pode causar dependência e trazer outros efeitos danosos à saúde.

O número estimado de consumidores de álcool no mundo é de 2 bilhões, cerca de 1/3 da população mundial. A Organização Mundial da Saúde (OMS) estabelece como uma dose o equivalente a 14 g de etanol. Essa quantidade pode ser encontrada em uma lata de cerveja (350 mL), uma taça de vinho (140 mL) ou uma dose de bebida destilada (35 mL).

Denomina-se alcoolemia a concentração de etanol no sangue. O consumo de uma dose de bebida alcoólica por um homem de 70 kg resulta em uma alcoolemia de 0,2 g/L, em média. Já uma mulher de 60 kg terá alcoolemia de 0,3 g/L. Os níveis máximos de concentração de álcool no sangue geralmente ocorrem após meia hora do consumo, mas podem variar de acordo com a população[1,2].

A ingestão de pequenas quantidades de álcool pode provocar alterações cognitivas e comportamentais. Assim, indivíduos com alcoolemia baixa podem apresentar sinais e sintomas de intoxicação alcoólica incompatíveis com o ato de dirigir.[1,3]

Os principais efeitos relacionados à alcoolemia estão expressos na Tabela 1.

TABELA 1   ALCOOLEMIA E EFEITOS CORRESPONDENTES

Alcoolemia (g/L)	Efeitos
0,1 a 0,3	Início dos efeitos de relaxamento Leve euforia e relaxamento Diminuição da timidez Funções visuais e acompanhamento de movimento já alterados
0,4 a 0,6	Movimentos já alterados Taquicardia e aumento do padrão respiratório Diminuição de funções cerebrais Dificuldades no processamento de informações e tarefas de atenção dividida Diminuição de inibições Relaxamento
0,6 a 1	Aumento de sintomas ansiosos e depressivos Diminuição de atenção, reações mais lentas e problemas de coordenação e força muscular Baixa capacidade de tomar decisões
1 a 1,5	Reações ainda mais lentas Dificuldades de equilíbrio, movimentos e funções visuais Fala arrastada
1,6 a 2,9	Diminuição de respostas a estímulos externos Problemas motores (quedas e falta de coordenação motora)
3 a 3,9	Desmaios Anestesia (comparável à usada para cirurgias) Estupor
4 e acima	Dificuldades respiratórias Morte

Fonte: Global Road Safety Partnership, 2007.[2]

Há alta variabilidade na absorção, no metabolismo e na eliminação do etanol entre as pessoas. Como fatores que alteram significativamente esses parâmetros, podem-se citar:

Problemas específicos: álcool e trânsito

- estado de alimentação;
- taxa de esvaziamento gástrico;
- composição da refeição;
- tipo e dose da bebida;
- quantidade de água corpórea;
- sexo;
- idade;
- circulações sistêmica e hepática;
- massa do fígado;
- fatores genéticos;
- padrões de consumo do álcool;
- temperatura corpórea;
- interação com medicamentos e outras drogas;
- estado geral de saúde.

Os acidentes de trânsito são causa de preocupação em saúde pública. Atualmente, são a décima causa geral de mortalidade e a nona de morbidade no mundo todo, ocasionando 1,2 milhão de mortes e 20 a 50 milhões de feridos ao ano, principalmente em países de baixa e média renda.[2,4] Esses números estão relacionados a um custo elevado em serviços de saúde para a economia dos países.

Nos países em desenvolvimento, o custo com acidentes de trânsito pode chegar a 2% do produto interno bruto (PIB). Caso as tendências se mantenham, porém, nas próximas décadas, os acidentes de trânsito continuarão a crescer, atingindo principalmente as populações mais vulneráveis e os países em desenvolvimento. Nos Estados Unidos, cerca de meio milhão de vidas são perdidas por ano em acidentes relacionados ao consumo de álcool, de modo que esse fato tem sido um motivo de preocupação do governo.[4]

Medidas visando à proteção de condutores e passageiros, como uso de cinto de segurança, dispositivos de retenção para crianças e capacetes, trazem reduções nos números de acidentes. O estabelecimento de limites de velocidade e de concentração de álcool no sangue e no ar alveolar, bem como a existência de veículos mais seguros e a melhoria nas pistas, têm sido fundamentais na redução do número de mortes nas ruas e estradas em todo o mundo.[3]

Atualmente, há uma tendência mundial de diminuição dos níveis máximos de alcoolemia permitidos para a condução de veículos automotores. Os Estados Unidos, por meio de sanções fiscais no repasse de verbas para construção de rodovias, estimularam alguns Estados a diminuírem o limite máximo permitido de 1 g/L para 0,8 g/L e já existe, inclusive, um movimento de pressão pública para diminuição para 0,5 g/L. Países pioneiros em segurança no trânsito, como a Suécia e a Noruega, adotaram limites considerados baixos, de 0,2 g/L.[2]

Estabelecer limites para a condução segura tem sido alvo de inúmeros debates. Estudos indicam que com 0,2 g/L o condutor já tem alterações detectáveis em testes de atenção dividida, funções visuais e acompanhamento de pontos em movimento. A partir de 0,5 g/L, o risco de se acidentar é bastante aumentado e há clara diminuição nos tempos de reposta simples e complexa, especialmente em tarefas de atenção dividida e processamento de informações. A partir desta alcoolemia, funções automáticas (p.ex., dirigir) passam a ter alterações importantes[1,3].

Considerando apenas as áreas urbanas, os acidentes de trânsito no Brasil acarretaram à sociedade um ônus de 5,3 bilhões de reais em 2001, e mais 24,6 bilhões são somados a essa cifra se consideradas as rodovias federais e estaduais[5].

No ano de 2002, os Estados Unidos gastaram 230,6 bilhões de dólares em custos decorrentes de acidentes. Estima-se que 22% desse montante (51 bilhões de dólares) esteja relacionado ao uso do álcool. Quando considerados apenas os acidentes com vítimas fatais, o álcool responde por 46% dos custos gastos pelo governo americano nesses acidentes[6].

ÁLCOOL E RISCO DE ACIDENTES

O álcool é reconhecido como um fator acidentogênico de grande importância no trânsito, uma vez que afeta importantes funções utilizadas na condução, como visão e tempo de reação, além de fatores comportamentais que estimulam a tomada de riscos, como passar sinais vermelhos, não usar cinto de segurança e dirigir

Problemas específicos: álcool e trânsito

em velocidades elevadas. Motociclistas com alcoolemias acima de 0,5 g/L são mais propensos a dirigir sem capacete que motociclistas sóbrios[7].

O álcool é o maior responsável pela ocorrência de acidentes de trânsito, sendo mais prevalente que as drogas ilícitas[8]. Estudos epidemiológicos mostram um perfil de acidentados que se mantém consistente em diversas comunidades. A maioria das vítimas de acidentes relacionados ao consumo de etanol é de homens jovens e em idade economicamente ativa. Entre os casos com alcoolemia positiva, a chance de as vítimas terem se acidentado no trânsito é 4,9 vezes maior que em acidentes diversos[9].

Estudos apontam que o risco de um condutor com alcoolemia entre 0,2 e 0,5 g/L morrer em um acidente de trânsito envolvendo apenas um veículo é de 2,5 a 4,6 vezes maior que o de um condutor abstêmio, dependendo da faixa etária, já que motoristas mais jovens correm maiores riscos.[1] Para alcoolemias entre 0,5 e 0,8 g/L, esse fator varia entre 6 e 17 vezes. Com alcoolemias a partir desse valor, os fatores variam de 11 a até 15.560 vezes[1], indicando que o consumo abusivo de álcool acarreta risco muito acentuado de envolvimento em acidentes fatais.

Há maior risco de colisões resultarem em morte caso o condutor esteja sob efeito de álcool. Entre as colisões envolvendo álcool (aquelas em que pelo menos um dos condutores apresentou alcoolemia acima de 0,1 g/L), 4% resultaram em mortes e 42% em feridos. Entre aquelas em que o álcool não foi o fator causador, 0,6% ocasionaram uma ou mais vítimas fatais e 31% tiveram vítimas feridas. Em estudo realizado nos Estados Unidos, 44% das vítimas mortas em acidentes envolvendo um condutor alcoolizado não eram o próprio condutor; 7% eram condutores de outros veículos atingidos pelo condutor alcoolizado, 22% eram passageiros, 13% eram pedestres e 2% eram ciclistas[10].

Em países de baixa e média renda, há uma associação aparentemente mais forte da ocorrência de vítimas fatais com o álcool. Nessas regiões, a porcentagem de condutores com alcoolemia positiva varia de 33 a 69%. Em países com renda elevada, esse percentual aproxima-se de 20%[2]. Todavia, esse percentual não parece estar correlacionado ao limite máximo de alcoolemia permitido para condução de veículos. Países como Suécia, Holanda e Reino Unido apresentam a mesma porcentagem de vítimas fatais com alcoolemia positiva, mesmo com limites diferentes, de 0,2, 0,5 e 0,8 g/L, respectivamente. Outros fatores, como leis que controlam o beber e dirigir, condições das vias, programas intensivos de controle do consumo de outras drogas e fiscalização ostensiva, também podem explicar esse fato[11].

A maioria dos acidentes de trânsito com vítimas fatais ocorre nos finais de semana, sendo mais prevalente a condução de veículos por motoristas sob o efeito do álcool no período das 21 às 3 horas da manhã[2].

Motoristas alcoolizados costumam repetir a infração. Estudos mostram que pessoas que morreram em acidentes relacionados ao álcool tinham maior probabilidade de ser condenadas por uma infração de conduzir embriagado nos cinco anos anteriores que condutores sóbrios[12].

No Brasil, há importantes estudos revelando que, desde a implantação do Código de Trânsito Brasileiro, em 1997, houve reduções pouco significativas no comportamento do beber e dirigir.[22] Estudos realizados com vítimas fatais em acidentes de trânsito indicam que cerca de metade das vítimas tinha alcoolemia positiva, em média 4 vezes superior ao máximo permitido pela lei.[13,14]

Cabe salientar que o álcool deve ser pesquisado em vítimas atendidas em serviços de emergência, pois pode mimetizar sintomas de algumas doenças ou exacerbar problemas pré-existentes. O álcool pode ter importantes interações medicamentosas, principalmente com anestésicos e analgésicos, e vulnerabilizar o paciente a infecções. Pacientes que se envolveram em situações de trauma nas quais o álcool foi um fator importante, têm maiores chances de se envolver novamente em situações similares[15].

MÉTODOS DE VERIFICAÇÃO DO USO DE ÁLCOOL POR MOTORISTAS

Em todo o mundo, as formas mais utilizadas, para verificar se o condutor fez ou não uso de álcool pode ser realizada através da pesquisa do álcool no ar expirado, o que pode ser feito com o uso de etilômetros (no Brasil, popularmente conhecido como bafômetros), e na análise de álcool no sangue. Outros materiais biológicos podem também ser usados como a saliva e a urina.

Os etilômetros evidenciais (ou seja, que possuem poder de prova em tribunais, não sendo necessária a confirmação por outros meios) são baseados em detecção do álcool

Problemas específicos: álcool e trânsito

por infravermelho, ou por células de combustível. Considera-se que há um coeficiente de partição do sangue para o ar alveolar de 1:2.000, de forma que uma medida de 0,2 g/L de sangue corresponde a cerca de 0,1 mg/L de ar alveolar expirado.

Nota-se, na Tabela 2, que os Estados Unidos e o Reino Unido adotaram limite de 0,8 g/L e que países da Europa Continental adotaram limites de 0,5 g/L ou menos. No entanto, não há uma correlação clara entre limites de alcoolemia e taxas de vítimas fatais, indicando que, para ser eficaz, a aprovação de uma lei estabelecendo um limite deve estar acompanhada de intervenções de políticas públicas.

TABELA 2   LIMITES MÁXIMOS PERMITIDOS PARA CONDUÇÃO VEICULAR E TAXAS DE MORTE

País	Limite (g/L)	Vítimas fatais/100.000 habitantes
África do Sul	0,5	-
Alemanha	0,5	6,2
Brasil	0,2*	14,0
Canadá	0,8	9,1
China	0,5	-
Coréia do Sul	0,5	13,1
Estados Unidos	0,8	14,7
França	0,5	7,7
Índia	0,3	-
Itália	0,5	9,7
Japão	0,3	5,7
México	0,8	-
Panamá	0,8	-
Paraguai	0,8	-
Reino Unido **	0,8	5,4
Rússia	0,3	-
Suécia	0,2	4,9
Uruguai	0,8	-

* limite vigente a partir de junho de 2008
** taxa de mortalidade refere-se apenas à Grã-Bretanha

Fonte: Global Road Safety Partnership[2] e International Traffic Safety Data and Analysis Group[16].

PEDESTRES

Os pedestres são pouco incluídos nos estudos sobre acidentes de trânsito, apesar de serem os mais vulneráveis. No Brasil, 30 a 46% dos pedestres mortos por atropelamento apresentam alcoolemias positivas, muitas vezes acima de 1 g/L. Estudos indicam que esses pedestres atropelados apresentam maior permanência no hospital, ferimentos mais severos, maior número de complicações e maior freqüência de traumas na coluna e no tórax, em comparação com pedestres sóbrios.

Vale ressaltar, também, que a maior prevalência de intoxicação alcoólica por pedestres é durante a noite[15,17,18].

INTERVENÇÕES

Uma abordagem do ponto de vista de saúde pública para o controle da direção sob efeito de álcool deve ser composta por diversos pontos, como:

- abordagens econômicas:
  - preços e impostos;
  - ações de políticas públicas;
  - leis sobre direção sob efeito do álcool;
  - leis de estabelecimento e redução de limites de alcoolemia;
  - pontos de checagem de sobriedade;
  - aumento de penalidades para condutores alcoolizados;
  - avisos nas embalagens;
  - leis determinando a idade mínima para venda e consumo de bebidas alcoólicas.
- ações organizacionais:
  - disponibilidade do álcool;
  - fiscalização do cumprimento das leis;
  - intervenções em pontos de venda;
  - educação em saúde:
  - programas em escolas;
  - campanhas em mídia e meios de comunicação;
  - programas na comunidade.

Acredita-se que o impacto de uma lei é maior quando se segue uma série de passos, como publicidade, com divulgação da lei em veículos de comunicação diversos; educação, conscientizando e explicando as novas regras e punições; e fiscalização, aumentando a percepção do risco de ser pego infringindo a lei. No entanto, antes que medidas possam ser implementadas, é necessário analisar a dimensão e a dinâmica do problema, por meio de estudos epidemiológicos, para que os gastos não sejam aplicados de maneira equivocada e a estratégia seja efetiva. Esse tipo de levantamento pode ser feito por testes de etilômetro em motoristas envolvidos em acidentes ou selecionados aleatoriamente, exames toxicológicos em vítimas fatais e/ou estudos em departamentos de emergência de hospitais.

ABORDAGENS ECONÔMICAS

Políticas públicas que imponham impostos e maior controle aduaneiro sobre distribuição e vendas de bebidas alcoólicas têm efeito positivo na redução do consumo. Estima-se que um aumento de 10% no preço de bebidas acarretaria uma redução de 7 a 8% no número de condutores alcoolizados[19].

AÇÕES DE POLÍTICAS PÚBLICAS

Intervenções específicas no trânsito para o controle da condução sob efeito do álcool podem ser restritivas, seja estabelecendo um limite máximo de alcoolemia permitida, seja diminuindo um limite previamente estabelecido.

Diferentes limites de acordo com a idade, como os estabelecidos nos Estados Unidos para menores de 21 anos, são eficazes na redução de fatalidades. No entanto, em países como o Brasil, em que a idade mínima para consumir bebidas alcoólicas e conduzir veículos automotores é a mesma (18 anos), não há sentido para o estabelecimento desse tipo de lei.

Estabelecimento e redução de limites

Leis de estabelecimento de limites máximos de alcoolemia para condutores podem ser de duas classes: *per se*, em que simplesmente a presença de uma concentração estabelecida de etanol no sangue é prova suficiente para determinar a incapacidade de conduzir, sem necessidade de prova judicial de alterações comportamentais e/ou físicas; e as leis em que se deve provar que o condutor não estava apto a dirigir. Como a inaptidão a dirigir é comprovada por alterações comportamentais, de alto valor subjetivo, a possibilidade de contestar uma condenação no tribunal é maior[11].

Credita-se à Noruega o primeiro limite *per se* da história, em 1936, com o limite máximo de 0,5 g/L. Os limites atuais de alcoolemia variam de 0,2 g/L, como o limite atual da Noruega e da Suécia, a 1,5 g/L. Há países, como o Brasil, a Alemanha e a Finlândia, que estabelecem mais de um limite, com punições diferentes.

Um dos primeiros estudos da efetividade da introdução de um limite, de 0,8 g/L na Grã-Bretanha, feito por Ross, em 1973, mostrou que, nos três meses seguintes à implementação da lei, houve uma queda de 23% nas fatalidades e de 11% nos feridos. Após um ano, a proporção de condutores mortos com alcoolemias acima de 0,8 g/L caiu de 32 para 20%; após três anos, e em um estudo subseqüente, notou-se que os índices voltaram a se aproximar dos números pré-lei, mas que ainda havia um pequeno efeito duradouro de redução de acidentes, feridos e vítimas fatais.

Estudo similar, realizado nos Estados Unidos, para avaliar o impacto de uma lei estabelecendo limites *per se* de 1 g/L mostrou que o número de fatalidades envolvendo condutores com níveis entre 0,1 e 0,9 g/L caiu 13,2% e com níveis acima de 1 g/L caíram 8,7%[3,19,21].

Na Austrália, na ocasião da redução do limite vigente de 0,8 para 0,5 g/L, em intervenções com motoristas, uma expressiva redução de condutores alcoolizados foi observada, especialmente para aqueles acima de 0,5 (32,7%) e 0,8 g/L (38,2%)[19].

Na Noruega, um estudo sobre o impacto de uma lei que reduzia o limite de 0,5 para 0,2 g/L mostrou reduções na acidentalidade no trânsito de 6 a 11%. A média de alcoolemia das vítimas fatais que eram condutores caiu de 1,68 para 1,54 g/L, corroborando o achado de que a redução aconteceu mais nos condutores de alcoolemias mais altas (acima de 1,5 g/L) que nos condutores com alcoolemias inferiores[19].

Nos Estados Unidos, comparando estados que reduziram os limites de 1 para 0,8 g/L a outros cujos limites foram mantidos em 1 g/L, observou-se uma diminuição de 16% nos acidentes fatais em que o condutor apresentava alcoolemia de 0,8 g/L ou superior nos estados que optaram pela redução[3,11].

A redução do limite no Brasil de 0,8 para 0,6 g/L, com a introdução do Código de Trânsito Brasileiro em 1997, foi responsável por uma diminuição de 20% nos traumas de ocupantes de veículos e 9% para motociclistas. A redução de alcoolizados só foi relatada para o último grupo; no entanto, a medida foi subjetiva (percepção empírica dos socorristas acerca de hálito etílico), não possibilitando uma análise mais objetiva dos resultados. Recentemente, com a introdução da Lei n. 11.705, de junho de 2008, da redução do limite para 0,2 g/L, verificou-se, segundo dados divulgados pela imprensa, reduções de 43,5% no atendimento a acidentados e de 13,6% nos acidentes com mortes, apesar de um aumento de 4,3% no número total de acidentes, mas com gravidade menor. Esses números carecem de uma análise científica, mas indicam uma tendência de prevenção de mortes no trânsito com a nova lei. Capitais que tiveram fiscalização mais intensiva apresentaram resultados mais positivos.

Pontos de checagem de sobriedade

Pontos de checagem de sobriedade *(sobriety checkpoints)* são estratégias de fiscalização policial para verificação da alcoolemia de condutores. Em países da Europa e na Austrália, onde a legislação permite, os condutores são abordados e solicitados a fazer o teste do etilômetro de forma sistemática. Em outros países, como nos Estados Unidos, o policial deve ter alguma suspeita para poder solicitar o teste.

Os pontos de checagem acarretam redução de 20% nas colisões relacionadas ao álcool e de 30% no número de vítimas fatais, segundo estudos na América do Norte e na Austrália. O sucesso, entretanto, depende da extensão da fiscalização e das campanhas de publicidade, aumentando, assim, a percepção da possibilidade de ser punido. Programas com implementação de pontos de checagem de sobriedade acarretam uma economia de 6 dólares, para cada dólar investido[19].

Aumento de penalidades para condutores alcoolizados

Estudos indicam que o aumento de penalidades com encarceramento ou multa não surte efeitos na redução dos acidentes. Todavia, penalidades administrativas, como revogação ou suspensão da carteira de motorista, parecem ter efeitos mais pronunciados[19]. Ainda assim, estudos mostram que pessoas que morreram em acidentes relacionados ao álcool (alcoolemia acima de 0,2 g/L) tinham mais probabilidade de ser condenadas por uma infração de direção sob efeito do álcool, nos cinco anos anteriores, que pessoas que morreram em acidentes nos quais o álcool não foi um fator contribuinte.[12]

Avisos nas embalagens

Mensagens alertando sobre os riscos de dirigir ou operar maquinaria pesada após o consumo de bebidas alcoólicas, bem como sugestões do consumo em moderação, parecem surtir efeito na conscientização da população. No entanto, os dados sobre a eficácia desse método em longo prazo são raros ou inconclusivos[19].

Diminuição da idade mínima para venda e consumo de bebidas alcoólicas

O aumento da idade mínima para consumir bebidas alcoólicas nos Estados Unidos e no Reino Unido teve como conseqüência geral uma diminuição dos problemas relacionados ao álcool, inclusive nos acidentes fatais envolvendo jovens[11,19].

Ações organizacionais

Restrições na disponibilidade de álcool podem ser feitas com controles nos horários e dias de venda e localização dos pontos de venda. A proibição da venda em situações específicas, como eventos esportivos, mostrou diminuição nos acidentes relacionados ao álcool. Mudanças nos horários de funcionamento de pontos de venda mostraram alterações na incidência de acidentes de trânsito e de homicídios.

O treinamento de servidores em bares (obrigatório em alguns estados nos Estados Unidos) ocasionou uma queda de 23% nas colisões noturnas. Esse treinamento consiste em educar os servidores para que os clientes de um bar não consumam álcool em quantidades excessivas e/ou se envolvam em situações de risco; assim, não vendem bebidas alcoólicas para indivíduos nitidamente embriagados ou com comportamentos alterados[19].

Em um estudo que avaliou clientes de um bar (*Road Crew*), aos quais se ofereciam caronas de ida e volta em carros de luxo, pagas pelo estabelecimento, dentro do qual era possível beber, houve resultados interessantes. Isto é, as comunidades que adotaram esse serviço apresentaram menor número de acidentes (em curto e médio prazos) relacionados ao dirigir sob efeito do álcool[20].

EDUCAÇÃO EM SAÚDE

Programas de educação em escolas têm eficácia limitada na redução do consumo em geral. Aqueles com maior evidência de resultados positivos são os focados em redução de danos e liderados por colegas, não por professores. As escolas podem, no entanto, atuar como centralizadoras de discussões da comunidade e entre pais e professores acerca dos efeitos nocivos do álcool.

Outra forma de abordagem é o *counter-advertising*, ou seja, a propaganda alertando sobre os riscos do uso nocivo de álcool. Quando feita de forma metodologicamente embasada, pode aumentar o conhecimento, mudar normas e atitudes e melhorar comportamentos saudáveis. Seu funcionamento é mais garantido, porém, quando acompanhado de outras políticas públicas ou em apoio a uma já existente (p.ex., fiscalização de leis).[19]

A mobilização comunitária também pode ter efeitos marcantes na legislação e na fiscalização de um país. Um bom exemplo é o Mothers Against Drunk Driving (MAAD) que, por meio de mobilização comunitária e conscientização da opinião pública, tem conseguido apoio para a modificação das leis e o endurecimento das punições.

REFERÊNCIAS BIBLIOGRÁFICAS

1. Heng K, Hargarten S, Layde P, Craven A, Zhu S. Moderate alcohol intake and motor vehicle crashes: the conflict between health advantage and at-risk use. Alcohol and Alcoholism 2006; 41(4):451-4.

2. Global Road Safety Partnership. Drinking and driving – an international good practice manual. Genebra: Global Road Safety Partnership, 2007.

3. Mann RE. Choosing a rational threshold for the definition of drunk driving: what research recommends. Addic 2002; 97(10):1237-8.

4. Jacobs G, Aeron-Thomas A, Astrop A. Estimating global road fatalities. Crowthorne, Transport Research Laboratory 2000 (TRL Report, No. 445).

5. Instituto de Pesquisa Econômica Aplicada – IPEA, Associação Nacional de Transportes Públicos – ANTP. Impactos sociais e econômicos dos acidentes de trânsito nas aglomerações urbanas: relatório executivo. Brasília: IPEA e ANTP, 2003.

6. Blincoe L, Seay A, Zaloshnja E, Miller T, Romano E, Luchter S et al. The economic impact of motor vehicle crashes, 2000. Washington: US Department of Transportation, 2002.

7. Villaveces A, Cummings P, Koepsell TD, Rivara FP, Lumley T, Moffat J. Association of alcohol-related laws with deaths due to motor vehicle and motorcycle crashes in the United States, 1980-1997. Am J Epidemiol 2003; 157:131-40.

8. World Health Organization (WHO). Global Road Safety Partnershio, 2007.

9. Petridou E, Trichopoulos D, Sotiriou A, Athanasselis S, Kouri N, Dessypris N et al. Relative and population attributable risk of traffic injuries in relation to blood-alcohol levels in a Mediterranean country. Alcoh Alcohol 1998; 33(5):502-8.

10. Hingson R, Winter M. Epidemiology and consequences of drinking and driving. Alcoh Resear Heal 2003; 27:1.

11. Shults RA, Elder RW, Sleet DA, Nichols JL, Alao MO, Carande-Kulis VG et al. Review of evidence regarding interventions to reduce alcohol-impaired driving. Am J Prev Med 2001; 21(4S):66-88.

12. Brewer RD, Morris PD, Cole TB, Watkins S, Patetta MJ, Popkin C. The risk of dying in alcohol-related automobile crashes among habitual drunk drivers. N Engl J Med 1994; 331:513-7.

13. Nery AF, Medina MG, Melcope AG, Oliveira EM. Impacto do uso de álcool e outras drogas em vítimas de acidentes de trânsito. Brasília: ABDETRAN, 1997.

14. Gazal-Carvalho C, Carlini-Cotrim B, Silva OA, Sauaia N. Blood alcohol content prevalence among trauma patients seen at a level 1 trauma center. Rev Saúde Pública 2002; 36:47-54.

15. Plurad D, Demetriades D, Gruzinski G, Preston C, Chan L, Gaspard D et al. Pedestrian injuries: the association of alcohol consumption with the type and severity of injuries and outcomes. J Am Col Surg 2006; 202(6): 919-27.

16. International Traffic Safety Data and Analysis Group. Selected risk values for the year 2006. Disponível em: cemt.org/IRTAD/IRTADPublic/we2.html. Acessado em: 10/10/2008.

17. Jehle D, Cottington E. Effect of alcohol consumption on outcome of pedestrian victims. Ann Emerg Med 1988; 17(9):953-6.
18. Fontaine H, Gourlet Y. Fatal pedestrian accidents in France: a typological analysis. Accid Anal Prev 1997; 29(3):303-12.
19. Howat P, Sleet D, Elder R, Maycock B. Preventing alcohol-related traffic injury: a health promotion approach. Traffic Inj Prev 2004; 5:208-19.
20. Rothschild ML, Mastin B, Miller TW. Reducing alcohol-impaired driving crashes through the use of social marketing. Accid Anal Prev 2006; 38:1218-30.
21. Mann RE, Macdonald S, Stoduto G, Bondy S, Jonah B, Shaikh A. The effects of introducing or lowering legal per se blood alcohol limits for driving: an international review. Accid Anal and Prev 2001; 33:569-83.
22. Liberatti CLB, Andrade SM, Soares DA. The new Brazilian traffic code and some characteristics of victims in southern Brazil. Injur Preven 2001; 7:190-3.

Consumo nocivo de álcool durante a gravidez

Hermann Grinfeld

INTRODUÇÃO

O álcool (etanol) é uma droga lícita que tem seu uso difundido em quase todo o mundo. É consumido, há muitos séculos, por mulheres e homens em festividades, liturgias, comemorações, entre outras ocasiões, mas seu uso pode causar dependência em pessoas predispostas e/ou submetidas a situações de depressão, estresse e uso pesado e freqüente, bem como em decorrência das motivações individuais para beber.

O uso do álcool é o vetor mais relevante de retardo mental nos filhos de mães usuárias dessa droga, além de ser o principal responsável por teratogenias no mundo ocidental.[1] O consumo excessivo de álcool entre as mulheres grávidas constitui um dos problemas mais relevantes da dependência alcoólica, pois pode levar à síndrome alcoólica fetal (SAF), isto é, à expressão de maior comprometimento neuropsiquiátrico em filhos de mulheres que beberam em excesso durante a gestação.[2,3]

Apesar de ser uma doença de causa conhecida e existente há muito tempo, o espectro da SAF veio ao palco das discussões médicas há cerca de quarenta anos, quando Lemoine[4], um pediatra francês, publicou, em 1968, "*o encontro de ano-*

malias observadas em filhos de mulheres alcoolistas". Outro fato importante é o ainda presente desconhecimento de quanto e com qual freqüência de uso na gravidez o álcool pode comprometer o feto (p.ex., uma dose ocasional; uma dose por semana, uma dose diária).

Estudos recentes mostram que o custo econômico anual do abuso de álcool nos Estados Unidos é de cerca de 48 bilhões de dólares, com mais 19 bilhões em gastos com cuidados médicos.[6] Na Austrália, o custo de problemas relacionados ao álcool são calculados em 1% do produto interno bruto (PIB)[7], sendo que pelo menos 50% das grávidas relatam consumo de bebida alcoólica durante a gestação.[8]

Para a Secretaria de Saúde do Estado de São Paulo, os problemas relacionados ao consumo excessivo de bebidas alcoólicas custam mais de um milhão de dólares por mês à saúde pública.

ALCOOLISMO FEMININO

Sabe-se, desde os tempos bíblicos, que o álcool consumido por mulheres e ingerido durante a gravidez provoca efeitos deletérios no produto conceptual. Antigas civilizações, por exemplo, proibiam nubentes de embriagarem-se na celebração de seu casamento para que a possível gravidez não sofresse os efeitos da bebida.

O consumo de álcool nunca esteve restrito aos homens e, ainda que, há quase dois séculos, o abuso por mulheres seja registrado, deve-se notar a quase inexistência de relatos de casos de dependência entre mulheres.

Nesse panorama, não é incongruente que o estudo sistemático da dependência feminina tenha pouco mais de cinqüenta anos e que a busca de abordagens que atendem às necessidades das mulheres tenha uma história de somente vinte anos. O alcoolismo na gravidez associa-se às más condições socioeconômicas, ao nível educacional baixo, à multiparidade, à idade superior a 25 anos e, concomitantemente, à desnutrição, às doenças infecciosas e ao uso de outras drogas.[9]

A prevalência do alcoolismo entre mulheres é significativamente menor que a encontrada entre os homens, girando em torno de 5,7%. Ainda assim, o consumo abusivo e/ou a dependência do álcool trazem, reconhecidamente, inúmeras repercussões negativas sobre a saúde física e psíquica e a vida social da mulher.[10,11,12]

As mulheres dependentes de substâncias psicoativas apresentam características e necessidades de tratamento diferentes das masculinas, de modo que os estudiosos propõem o desenvolvimento de programas específicos para mulheres. O princípio fundamental para desenvolver e implementar esses programas é utilizar estratégias particularmente responsivas às necessidades das mulheres dependentes.[9]

Geralmente, as mulheres iniciam o consumo do álcool mais tardiamente que os homens, mas os problemas relacionados ao uso/abuso de álcool surgem mais precocemente nas mulheres que nos homens, o que, considerando-se o tempo de uso, é denominado efeito telescópio (*telescoping effect*). Fatores culturais e sociais exercem maior controle no beber compulsivo entre as mulheres que entre os homens. Existe uma pressão social menor para que a mulher inicie o consumo do álcool e uma pressão maior para que ela interrompa seu uso, caso esteja excessivo. A sociedade repreende duramente as mulheres que passam a apresentar descontrole com a bebida, mas é benevolente com os excessos etílicos dos homens. Percebe-se que, desde a Antigüidade, os raros relatos sobre alcoolismo feminino evidenciam mais os aspectos morais e sociais e menos os psicofisiológicos; assim, as mulheres que faziam uso abusivo de álcool eram consideradas promíscuas e liberais.

Recentemente, o alcoolismo feminino passou a ser estudado em linhas de pesquisa.[10,11,12] Devido à maior absorção do álcool, à maior proporção de gordura corpórea e à menor quantidade de água total no organismo, as mulheres têm maior biodisponibilidade ao álcool que os homens. Em outras palavras, para um consumo idêntico, as concentrações séricas de etanol são maiores na mulher que no homem.

Nas fases iniciais, a dependência alcoólica feminina é comumente negada e o consumo de álcool é realizado "às escondidas". Em geral, esse quadro acompanha uma co-morbidade com doenças afetivas, especialmente a depressão, o que pode mascarar o quadro e agravá-lo. Nessa fase, a suspeita diagnóstica é feita durante uma consulta clínica ou ginecológica de rotina; no entanto, na maioria das vezes, os profissionais envolvidos não estão adequadamente preparados para orientar essas pacientes.[5,10]

Álcool e suas conseqüências: uma abordagem multiconceitual

Ultimamente, o tema relacionado à gestação de mulheres que usam substâncias psicoativas, assim como suas conseqüências aos recém-nascidos, tem sido foco de estudos científicos. As mulheres que fazem uso de álcool durante e após a gestação expõem seus filhos a riscos já identificados em vários estudos clínicos e experimentais.[2,13,14]

Embora não se saiba exatamente qual é a dose de álcool que poderia causar dano fetal, evidências recentes sugerem que mesmo uma dose por semana está associada à possibilidade de dificuldades mentais. Expondo o feto a um teratógeno, a mãe é moral e causalmente responsável pelo resultado[2], pois está demonstrado que crianças de mães dependentes de substâncias psicoativas apresentam risco elevado de doenças perinatais graves, como prematuridade, malformações, retardo no crescimento intra e extra-uterino, sofrimento fetal e infecções, com seqüelas neurológicas e respiratórias. O recém-nascido de uma alcoolista grave mama pouco, é irritável, hiperexcitado e hipersensível, tem tremores, hipotonia muscular alteração do padrão de sono, transpira muito e pode ter apnéia. Além disso, a transmissão vertical de infecções ligadas ao uso de drogas, como HIV, hepatite B e C e sífilis, também é aumentada.[20]

EPIDEMIOLOGIA

É importante levantar dados e avaliar criteriosamente a SAF, pois essas condutas permitem que as crianças identificadas com a doença possam receber cuidados médicos adequados e ser encaminhadas a serviços sociais com ações específicas e intervenções eficazes no plano educacional.

Os órgãos de pesquisa sobre a doença recomendam estratégias de vigilância ativa para rastrear a SAF em uma determinada etnia; assim, é vital que planos de trabalho sejam desenvolvidos e divulgados entre os agentes de saúde e pesquisadores, de modo que os resultados de prevalência e incidência possam ser constantemente comparados e atualizados. A avaliação de risco deve ser padronizada, incrementando a coleta de dados da pesquisa em questão e favorecendo as estratégias de tratamento e prevenção.[13]

Existem alguns desafios na determinação de índices epidemiológicos confiáveis da SAF, pois apesar do progresso com maior grau de acerto, a doença tem magnitude global ainda não-estabelecida. Os agentes de saúde e outros profissionais, como professores que lidam com pré-escolares, não identificam rotineira e consistentemente suspeitos ou pacientes com SAF. Nos Estados Unidos, estudos que utilizam fontes de dados como certidões de nascimento, prontuários médicos e tabelas em clínicas mostram larga variabilidade na identificação de casos de SAF, dependendo da população estudada.[1]

Estão associados ao maior risco da exposição fetal ao etanol:

- o padrão do abuso da bebida, seja por ingestão de grande volume de uma vez só (*binge drinking*) ou por consumo constante e cotidiano;
- o grau de dependência (leve, moderado ou pesado), inclusive de outras drogas;
- gravidez prévia com exposição fetal ao álcool, pois o risco de surgir SAF em gravidez subseqüente tem recorrência de mais de 75%;
- membro da família como consumidor pesado;
- o absenteísmo às consultas de pré-natal, somado ao fato de as grávidas serem ou estarem momentaneamente desempregadas, socialmente deslocadas e/ou negligentes com os filhos.[13,18]

Há quatro fatores que podem ocasionar falha no reconhecimento da SAF, resultando em dados de prevalência subestimada:

- critérios diagnósticos disponíveis não-específicos e uniformemente aceitos, como o número mínimo de características faciais ou a gravidade do retardo de crescimento;
- diagnóstico baseado no encontro das características clínicas, sendo que nem todos os pacientes com SAF são parecidos ou têm um comportamento estereotipado e semelhante;
- escassez de conhecimento da clínica e conceitos errôneos sobre a SAF entre os profissionais que fazem o primeiro contato, como crer que a SAF só ocorre em filhos de alcoolistas de classe socioeconômica mais baixa ou de outras minorias raciais;

- falta de critérios diagnósticos para diferenciar a SAF de outras condições relacionadas ao álcool, como o efeito alcoólico fetal (expressão já em desuso), os transtornos do espectro alcoólico fetal e os transtornos neurológicos relacionados ao álcool.[15]

PREVALÊNCIA

Os índices de prevalência mundial encontram-se entre 0,5 e 3 casos de SAF para cada 1.000 nascidos vivos em várias populações.[1] Esses índices estão acima da soma de outros distúrbios de desenvolvimento, como a síndrome de Down e a espinha bífida.[13] Nos Estados Unidos, presume-se que 6.000 a 18.000 crianças/ano nascem com SAF; no Brasil, estima-se que possam surgir 3.000 a 9.000 casos novos de SAF por ano, se a prevalência de 1 a 3:1.000 nascidos vivos for confirmada,[16] uma vez que o índice de natalidade no país está, atualmente, em três milhões/ano.

Estudos de populações particularmente vulneráveis (índios americanos, sul-africanos e italianos que vivem em áreas de produção vinícola com condições de pobreza e miséria e outras minorias) mostram prevalência mais elevada, de até 6:1.000 nascidos vivos. Dados epidemiológicos recentes mostraram que a incidência em uma população sul-africana de alto risco pode estar em níveis muito altos, de 68 a 89:1.000 nascimentos.[17] A dimensão do problema é ainda maior se o risco de SAF for considerado observando-se os índices de gestações em que há exposição ao etanol. Em 1999, mais de 50% das mulheres americanas em idade reprodutiva relataram consumo de álcool; a maioria bebeu ocasionalmente, mas 15% poderiam ser classificadas como bebedoras com padrão de uso moderado ou pesado. Nesse período, 13% das mulheres relataram consumo de cinco ou mais doses em uma só ocasião.[18] Considerando-se que quase a metade das gestações são indesejadas e que milhões de mulheres férteis são sexualmente ativas e não se protegem contra a concepção, estima-se que, todo ano, cerca de 2% dessas mulheres expõem seus fetos ao álcool.

Recentemente, índices mais elevados foram encontrados entre mulheres em tratamento de dependência ou aprisionadas.[15]

ETIOPATOGENIA

O conteúdo alcoólico das principais bebidas pode ser visto na Tabela 1, com a correspondência em unidades.

TABELA 1 CONTEÚDO ALCOÓLICO DAS PRINCIPAIS BEBIDAS

Bebida	Concentração (%)	Gramas (g)	Unidades
1 lata de cerveja	5	17	1,5
1 copo de chope	5	10	1
1 dose de aguardente	50	25	2,5
1 copo de vinho	12	10	1
1 dose de destilados	40 a 50	20 a 25	2 a 2,5

Fonte: www.alcoolismo.com.br/tabelas.html.

A teratogenia do álcool está amplamente demonstrada em numerosos estudos experimentais. Em mulheres grávidas que bebem, a placenta é totalmente permeável à passagem do álcool para o feto, ou seja, a alcoolemia fetal é bastante similar à materna. É pouco provável que um único mecanismo explique todos os efeitos nefastos da exposição do etanol *in utero*; porém, ainda não se identificaram marcadores que possam determinar a ação do álcool nos tecidos fetais.

No organismo que está em crescimento dentro do útero, o etanol transforma-se em aldeído acético por metabolização no fígado, ou seja, o acetaldeído é a primeira substância derivada do metabolismo do etanol na circulação materna e fetal.

Em culturas experimentais de células astrogliais do sistema nervoso, demonstrou-se que o acetaldeído inibe o crescimento e a migração neuronal, resultando em evidente microcefalia. Pode causar, também, morte celular por necrose ou apoptose (morte celular programada), potencializada pelo estresse oxidativo,[19] e ocorre alteração dos fatores de crescimento, como o insulina símile (IGF-I e IGF-II).[20]

Os danos pré-natais na época da concepção e nas primeiras semanas de gestação podem ser de natureza citotóxica ou mutagênica, levando a aberrações cromossômicas graves. No 1º trimestre, ocorre risco de malformações e dismorfismo facial, pois trata-se de fase crítica para a organogênese; no 2º semestre, há aumento da incidência de abortos espontâneos; e, no 3º trimestre, o álcool lesa outros tecidos do sistema nervoso, como o cerebelo, o hipocampo e o córtex pré-frontal, além de causar retardo do crescimento intra-uterino e comprometer o parto, aumentando o risco de infecções, descolamento prematuro de placenta, hipertonia uterina, trabalho de parto prematuro e presença de mecônio no líquido amniótico, o que constitui forte indicação de sofrimento fetal.

O etanol também é transferido para o leite materno, na proporção de somente 2% da alcoolemia materna. A eliminação do álcool no sangue e no leite obedece padrões individuais. Quanto à amamentação de crianças de alcoolistas, pode haver uma redução na produção sem alteração na qualidade do leite, mas o álcool pode causar efeitos adversos no sono da criança, no desenvolvimento neuromotor e, mais tarde, no aprendizado. Assim, recomenda-se que a mãe que ingeriu bebida alcoólica se abstenha de amamentar nas horas seguintes à ingestão.[20,22]

A SAF aumenta em 3 a 7 vezes a probabilidade de ocorrer a síndrome da morte súbita infantil (*sudden infant death syndrome*), contribuindo para o aumento dos índices de mortalidade infantil em uma determinada população ou etnia.[22]

O ÁLCOOL E A PLACENTA

O álcool tem como efeito primário uma vasoconstrição no cordão umbilical e na placenta, o que pode incrementar a duração da exposição fetal devido à redução do fluxo sanguíneo.

A exposição ao álcool tem muitos efeitos complexos na função da placenta e no crescimento e desenvolvimento fetais. O álcool cruza a placenta pelo sangue materno e vai para o líquido amniótico e para o feto. Em cerca de 1 hora, os níveis de etanol no sangue fetal e no líquido amniótico são equivalentes aos do sangue da grávida. O acetaldeído também cruza a placenta, mas seu nível no transporte é variável. A placenta humana tem capacidade metabólica limitada para o álcool, e o fígado fetal não tem um sistema eficaz para metabolizá-lo, de modo que a redução dos níveis de álcool acontece primordialmente pela reentrada na circulação materna.[25]

Antes das vinte semanas de gravidez, o álcool poderia ser absorvido pela pele do feto – embora essa evidência seja de difícil comprovação. Após a 24ª semana de gravidez, porém, a pele do feto já está mais queratinizada, podendo limitar a absorção de álcool. Após este estágio de desenvolvimento, o feto ingere o líquido amniótico, absorve o álcool, que vai para a circulação fetal, e o transfere para a circulação materna, o que parece ser um mecanismo de eliminação do álcool contido no líquido amniótico. No entanto, pode haver um lapso de 3 horas nesse processo, mesmo após a ingestão de apenas uma dose de bebida alcoólica. É provável que o líquido amniótico da gestante alcoolista transforme-se em um reservatório de etanol, pois o nível de etanol permanece elevado por mais tempo no líquido amniótico que no sangue materno.[22,25]

CRITÉRIOS DIAGNÓSTICOS DA TERATOGENIA DO ÁLCOOL

Havendo exposição pré-natal ao álcool, e com base nos estudos realizados até o momento, a SAF e suas variações clínicas, como as desordens do espectro alcoólico fetal (DEAF) e outras anteriormente denominadas efeito alcoólico fetal, podem apresentar:

1. Dismorfologia facial, com variações de traços raciais na face com três características mais evidentes:
   - filtro nasal ausente ou indistinto, narinas antevertidas e aumento da distância entre o nariz e o lábio superior que, comparado ao inferior, está afilado (Figura 1a), ao contrário de uma criança com traços normais (Figura 1b);
   - hemangiomas sem predominância de localização (Figura 2) e estrabismo, sendo o mais comum o convergente (Figura 3);
   - fendas palpebrais pequenas, no 10º percentil ou menos, podendo haver, também, nariz pequeno, prega do epicanto, retrognatia, microcefalia e face aplanada (Figura 4).
2. Deficiência no crescimento pré ou pós-natal, no peso e/ou na altura, no 10º percentil ou menos, referido em qualquer idade e ajustado para sexo, idade gestacional e etnia.

3. Anormalidades no sistema nervoso central:
   - estruturais, perímetro cefálico no 10º percentil ou menos e ajustado para sexo e idade e, clinicamente, com a observação de anormalidades cerebrais por meio de imagem;
   - neurológicas: desde que não sejam decorrentes de agressão perinatal ou febre, com atividade funcional abaixo da expectativa para a idade, como dificuldades no aprendizado, na linguagem, na atenção e na memória;
   - outras intelectivas, com atraso no desenvolvimento de grau variado nas funções sociais, no comportamento e na execução motora, e hiperatividade.

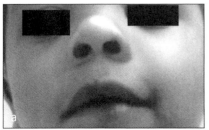 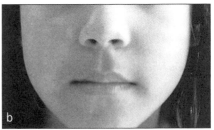

Figura 1   (a) Dismorfologia facial. (b) Traços faciais normais. (Ver figura em cores no Caderno Colorido)
Fonte: Grinfeld & Trinca.[26]

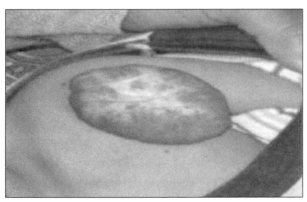

Figura 2   Hemangiomas. (Ver figura em cores no Caderno Colorido)
Fonte: Grinfeld & Trinca.[26]

Consumo nocivo de álcool durante a gravidez

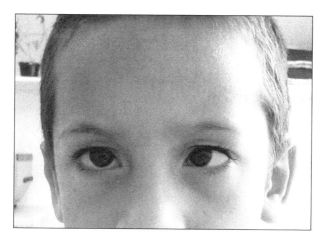

Figura 3   Estrabismo convergente. (Ver figura em cores no Caderno Colorido)
Fonte: Grinfeld & Trinca.[26]

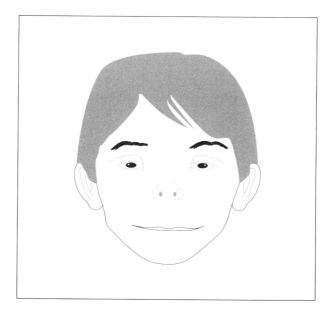

Figura 4   Alterações faciais. (Ver figura em cores no Caderno Colorido)
Fonte: Family Empowerment Network - FEN.[27]

Assim, é importante que haja pelo menos três alterações faciais e documentação dos déficits de crescimento e das anormalidades neurológicas, pois com esses dados, o diagnóstico terá consistência para clínicos, pesquisadores e prestadores de serviços. É de suma importância estabelecer esses critérios para profissionais médicos e paramédicos, educadores e familiares dos indivíduos portadores da SAF.

Muitos pesquisadores já contribuíram para definir as características necessárias ao diagnóstico de pessoas com SAF e DEAF. Contudo, existem dois protocolos de critérios diagnósticos amplamente divulgados para avaliação e categorização de crianças expostas ao álcool em período pré-natal.[21]

O primeiro protocolo utilizado, apresentado pelo Instituto de Medicina dos EUA (Institute of Medicine), da Academia Nacional de Ciências, em 1996, foi desenvolvido em virtude da dificuldade em reconhecer e estabelecer o diagnóstico das crianças expostas ao álcool durante a gestação, propondo cinco categorias diagnósticas para a SAF e os efeitos relacionados ao álcool.[13] Posteriormente, esse instrumento foi refinado em 2005,[20] e, após a revisão, os critérios foram divididos em seis categorias:

- categoria 1: SAF com confirmada exposição materna ao álcool;
- categoria 2: SAF sem confirmada exposição materna ao álcool;
- categoria 3: SAF parcial com confirmada exposição materna ao álcool;
- categoria 4: SAF parcial sem confirmada exposição materna ao álcool;
- categoria 5: desordem congênita relacionada ao álcool;
- categoria 6: distúrbio do neurodesenvolvimento relacionado ao álcool.[13]

TABELA 2 CRITÉRIOS DIAGNÓSTICOS DAS DESORDENS DO ESPECTRO ALCOÓLICO FETAL (DEAF) – INSTITUTE OF MEDICINE REVISADO[21]

1. SAF COM EXPOSIÇÃO MATERNA AO ÁLCOOL CONFIRMADA (requer todos os itens de A a D)
A. confirmada exposição materna ao álcool.
B. evidência de padrões característicos de anomalias faciais menores, incluindo mais de 2 itens a seguir:

(continua)

Consumo nocivo de álcool durante a gravidez

1. fissuras palpebrais pequenas (igual ou menor que o 10° percentil);
2. lábio superior vermelho e fino;
3. filtro nasal plano.

C. evidência de retardo do crescimento pré e/ou pós-natal:
1. altura ou peso igual ou menor que o 10° percentil, corrigidos com as particularidades étnicas, se possível.

D. evidência de deficiências no desenvolvimento neurológico ou anormalidades morfogênicas, incluindo igual ou maior do que um dos itens citados abaixo:
- anomalias estruturais cerebrais;
- circunferência da cabeça ≤ 10° percentil.

2. SAF SEM CONFIRMADA EXPOSIÇÃO MATERNA AO ÁLCOOL
1B, 1C e 1D, conforme o item anterior.

3. SAF PARCIAL COM CONFIRMADA EXPOSIÇÃO AO ÁLCOOL
(requer todos os itens de A a C)

A. confirmada exposição materna ao álcool.

B. evidência de padrões característicos de anomalias faciais menores, incluindo mais de 2 itens a seguir:
1. fissuras palpebrais pequenas (igual ou menor que o 10° percentil);
2. lábio superior vermelho e fino;
3. filtro plano.

C. Uma das características abaixo:
1. evidência de retardo do crescimento pré ou pós-natal:
   a) altura ou peso igual ou menor que o 10° percentil, corrigidos com as normas raciais, se possível;
2. evidências de deficiências no desenvolvimento neurológico ou anormalidades morfogênicas, incluindo um ou mais dos itens citados abaixo:
   a) anomalias estruturais cerebrais;
   b) circunferência da cabeça ≤ 10° percentil;
3. evidência de um complexo padrão de anormalidades cognitivas e comportamentais que são inconsistentes com o nível do desenvolvimento e não podem ser explicadas apenas por predisposição genética, herança familiar ou causa ambiental:

a) este padrão inclui deficiências na *performance* de tarefas complexas (resolução de problemas complexos, planejamento, julgamento, abstração, cognição e tarefas aritméticas);

   b) déficits na linguagem receptiva e expressiva e distúrbios de comportamento (dificuldades nos hábitos pessoais, labilidade emocional, disfunção motora, *performance* acadêmica pobre e déficit na interação social).

4. SAF PARCIAL SEM CONFIRMADA EXPOSIÇÃO MATERNA AO ÁLCOOL
3B e 3C, conforme o item anterior.

5. DESORDEM CONGÊNITA RELACIONADA AO ÁLCOOL (DCRA)
(requer todos itens de A a C)

(continua)

Álcool e suas conseqüências: uma abordagem multiconceitual

TABELA 2   (CONT.) CRITÉRIOS DIAGNÓSTICOS DAS DESORDENS DO ESPECTRO ALCOÓLICO FETAL (DEAF) – INSTITUTE OF MEDICINE REVISADO[21]

A. confirmada exposição materna ao álcool.

B. evidência de padrões característicos de anomalias faciais menores, incluindo mais de 2 itens a seguir:

1. fissuras palpebrais pequenas (igual ou menor que o 10° percentil);

2. lábio superior vermelho e fino;

3. filtro plano.

C. defeitos estruturais congênitos: uma ou mais das categorias a seguir, incluindo malformações e displasias (se o paciente apresentar apenas anormalidades menores, pelo menos duas devem estar presentes).

- Cardíacos: defeitos do septo atrial, aberrações em grandes vasos sanguíneos, defeito do septo ventricular, defeito cardíaco conotruncal;

- Esqueléticos: sinostose radioulnar, defeitos na segmentação vertebral, contraturas articulares, escoliose;

- Renais: rins aplásicos/hipoplásicos/displásicos, rins em "ferradura"/duplicação uretral;

- Olhos: estrabismo, ptose, anomalias vasculares na retina, hipoplasia do nervo óptico;

- Ouvidos: perda auditiva condutiva, perda auditiva neuro-sensorial;

- Anormalidades menores: unhas hipoplásticas, quinto dedo curto, clinodactilia dos cinco dedos, *pectus carinatum/escavatum*, camptodactilia, pregas palmares "cabo de taco", erros de refração, orelhas em "estrada de ferro".

6. DESORDEM DO NEURODESENVOLVIMENTO RELACIONADA AO ÁLCOOL (requer itens A e B)

A. confirmada exposição materna ao álcool.

B. Ao menos um dos seguintes itens:

1. evidência de deficiências no desenvolvimento neurológico ou anormalidades morfogênicas, incluindo ao menos um dos citados abaixo:

a) anomalias estruturais cerebrais;

b) circunferência da cabeça $\leq$ 10° percentil;

2. evidências de um complexo padrão de anormalidades cognitivas e comportamentais que são inconsistentes com o nível do desenvolvimento e não podem ser explicadas apenas por predisposição genética, herança familiar ou causa ambiental:

a) este padrão inclui deficiências na *performance* de tarefas complexas (resolução de problemas complexos, planejamento, julgamento, abstração, metacognição e tarefas aritméticas);

b) déficits na linguagem receptiva e expressiva e distúrbios de comportamento (dificuldades nos hábitos pessoais, labilidade emocional, disfunção motora, desempenho escolar pobre e déficit na interação social).

Fonte: Hayme et al.[10]

192

Essa divisão considera o fato de que, em muitos casos, a história materna não está disponível quando o diagnóstico é realizado.

O diagnóstico dos defeitos fetais relacionados ao álcool é prejudicado pela celeuma sobre os vários critérios, tornando-se imperativo saber qual é o mais apropriado. Há muitas recomendações publicadas, desde 1996, e o desacordo nesse quesito reduz o potencial para os dados de comparação entre os vários centros de pesquisa, em diversos países. Além disso, reforça o potencial de confusão dos profissionais de saúde em torno do diagnóstico dessa condição.

O perfil comportamental das crianças com SAF inclui problemas com a fala e a comunicação (p.ex., falam demais e/ou muito rapidamente, interrompendo o discurso de outros); dificuldades, como desorganização e perda de pertences; labilidade emocional, como mudanças de humor ou reações extremadas; disfunções motoras (p.ex., nos esportes); desempenho escolar pobre; dificuldade em iniciar/completar tarefas; pouca atenção; interações sociais deficientes (por não possuírem discernimento para avaliar as conseqüências de seu comportamento); respostas fisiológicas incomuns, como hiperacusia; hiperatividade e distúrbios do sono.[21,22]

A experiência clínica mostra que as DEAF devem sempre ser um diagnóstico de exclusão. Muitas síndromes genéticas e com malformações possuem algumas características da SAF, e crianças com outras alterações genéticas e síndromes dismórficas nascem de mães alcoolistas com tanta freqüência quanto crianças de mães da população em geral. Assim, um diagnóstico de DEAF não deve ser automaticamente feito em uma criança com distúrbios neurocognitivo-emocionais simplesmente porque sua mãe consumiu álcool na gravidez.

O diagnóstico da SAF e da DEAF, em seus vários graus de gravidade, pode ser corroborado por meio de imagens cerebrais, mais especificamente na análise dos gânglios da base, do cerebelo, do corpo caloso e do hipocampo, que são regiões mais comprometidas pela ação do etanol no desenvolvimento embrionário. Pode-se lançar mão da encefalografia, da polissonografia, da ressonância magnética, da tomografia por emissão de pósitrons (*positron emission tomography* – PET) e da tomografia por emissão de fótons (*single photon emission computed tomography*, Spect).[20]

A SAF compartilha muitas de suas características com a síndrome de Williams, causada por uma microdeleção do cromossomo 7q11, na qual as crianças podem apresentar retardo de crescimento, microcefalia, fendas palpebrais curtas e filtro nasal longo e inaparente, além de problemas de aprendizado e distúrbios comportamentais. Outras síndromes que podem entrar no diagnóstico diferencial são as síndromes de Aarskog, Noonan, Dubowitz, Bloom, Turner e Opitz.[13]

É importante salientar que mulheres alcoolistas que continuam com o consumo pesado de álcool em gestações subseqüentes terão seus filhos mais novos com quadros mais graves que os mais velhos.[22]

EVOLUÇÃO

Estudos mostram que, aparentemente, 50% das crianças com SAF possuem retardo mental, com média de coeficiente de inteligência de 65, em uma variação de 20 a 100.[23] À medida que o doente vai se desenvolvendo cronologicamente, o déficit de atenção e a hiperatividade se tornam mais aparentes, mas as dismorfias faciais, que mudam com o tempo, fazem com que a suspeita diagnóstica seja mais fácil entre os 5 e 7 anos de idade. Os doentes têm dificuldade na fala devido à alteração da anatomia do maxilar, à disfunção motora do músculo orofaríngeo e ao déficit auditivo.

É importante ressaltar que a SAF é uma condição que perdura por toda a vida. A combinação entre os déficits neurológicos e o estresse ambiental adicional pode promover altos riscos de deficiências na vida adulta, como dificuldades sociais, desajustes emocionais e familiares, abuso de álcool e de outras drogas, problemas de saúde mental, comportamento sexual inapropriado, vitimização, desemprego, problemas legais e morte prematura.[23] Os traços faciais que caracterizam a síndrome tornam-se mais sutis com o decorrer dos anos.

A mortalidade pelas complicações da doença pode chegar a 2,8%[22], sendo que a SAF constitui um fator de aumento da mortalidade infantil em qualquer avaliação epidemiológica.

TRATAMENTO

CLÍNICAS DE DIAGNÓSTICO

Apesar das evidências de que o diagnóstico e a intervenção precoces podem ser benéficos para as crianças acometidas, o diagnóstico e a evolução das DEAF são um verdadeiro desafio para os pediatras, devido à dificuldade na identificação dos sinais físicos e à variabilidade dos sintomas. Grande parte das clínicas de diagnóstico e tratamento encontra-se na América do Norte e, como anteriormente exposto, o diagnóstico das condições resultantes da exposição ao álcool *in utero* pode ser difícil para um profissional de saúde não-treinado.

Muitas características dessa condição são encontradas em outras síndromes genéticas com malformações e, muitas vezes, a informação do consumo gestacional de álcool é incerta.[15,23]

Levantamentos realizados entre profissionais de saúde na área da Pediatria mostram a considerável e generalizada falta de conhecimento sobre as características clínicas e evolutivas da SAF (menos nos Estados Unidos e mais na América Latina, na Europa e na Oceania).[15] Os profissionais de saúde que lidam com este tipo de problema podem se beneficiar com mais e melhores recursos, como:

- informações sobre a doença, com uma maior divulgação em congressos de Genética Médica, Pediatria e Obstetrícia, e o apoio logístico das sociedades médicas relacionadas às áreas acima;
- critérios precisos e apropriados de diagnóstico e evolução;
- conhecimento dos vários serviços de encaminhamento;
- registro de profissionais com experiência no diagnóstico da SAF;
- apoio governamental nas áreas de saúde municipal, estadual e federal;
- apoio de organizações não-governamentais voltadas primordialmente aos problemas da dependência química.

Em estudo colaborativo realizado por um grupo de pesquisadores na Austrália[15], em 2008, 33 clínicas de diagnóstico compostas por equipe multiprofissional, tais como pediatras, neuropediatras, geneticistas e psicólogos, foram avaliadas.

O estudo mostrou que as clínicas relacionadas têm utilizado as diretrizes recomendadas pelos Centers of Disease Control and Prevention dos Estados Unidos, isto é, abordagens multidisciplinares com avaliações periódicas neurocomportamentais. Dessa forma, acordos nos critérios diagnósticos permitiriam comparações dos dados clínicos e de pesquisa, estimulando os ensaios de intervenção para essa importante entidade clínica.

PLANEJAMENTO EDUCACIONAL

Para as crianças com DEAF, o ambiente escolar pode ser um verdadeiro desafio e a experiência educacional não-orientada pode ser negativa.

A chave do sucesso escolar depende da avaliação individual apropriada para cada criança. Deve-se encaminhá-la para um ambiente no qual ela poderá exercer suas capacidades e desenvolver rotinas e estruturas mentais, criando um senso de segurança e conforto até ficar mais inclinada a mostrar alguma iniciativa e correr mais riscos. Desse modo, habilidades podem se desenvolver e se tornar viáveis, aumentando a sensação de maior competência e dando ao paciente com SAF uma melhor qualidade de vida.

Equipadas com a informação das avaliações diagnósticas individuais, a equipe de educação poderá utilizá-las para criar um programa escolar positivo, desde que disponha das ferramentas de intervenção necessárias, que são criadas especificamente para as necessidades de aprendizado individuais de cada criança, devendo ser feitas tantas avaliações quantas forem necessárias para se ajustar ou modificar ao longo do tempo. Depreende-se, portanto, que essas ações de planejamento educacional constituem um processo dinâmico constante.[24]

As pesquisas clínicas e experimentais sobre as relações entre a estrutura cerebral e os distúrbios comportamentais, acrescidas de maior troca de informações entre os centros de referência, são cruciais para que se faça a identificação precoce dos casos de DEAF. Espera-se que a subnotificação e o subdiagnóstico da SAF deixem de ser uma constante e que se possa ter, em futuro próximo, resultados menos sombrios e mais promissores.[20]

PREVENÇÃO

As alterações físicas e mentais que ocorrem na SAF e na DEAF são totalmente preveníveis se a gestante se abstiver do consumo de álcool ao longo da gravidez ou mesmo antes da concepção, pois os piores danos ocorrem no período embrionário, que é o das primeiras 4 a 6 semanas de vida intra-uterina. Assim, a recomendação da Academia Americana de Pediatria e do Colégio Americano dos Ginecologistas e Obstetras é a completa abstinência de álcool, em qualquer quantidade e em qualquer fase da gravidez.

Os danos que o etanol provoca em fetos de mulheres usuárias de álcool são permanentes e irreversíveis. Todavia, há formas de reduzir as conseqüências do uso abusivo por meio de ações multiprofissionais, que podem levar o doente à inserção social mais satisfatória no futuro.

A prevenção da SAF e das desordens funcionais relacionadas à exposição fetal ao álcool tem enorme importância em saúde pública. Grande número de programas em clínicas obstétricas de pré-natal tem sido desenvolvido com eficácia considerável no intuito de reduzir os riscos de gravidez em que há consumo nocivo e abusivo de etanol. Obstetras e pediatras devem ser encorajados para o treinamento do diagnóstico e estimulados para fazê-lo quando ocorre a suspeita, pois têm um papel preponderante na identificação do problema.[1,5,13]

O encaminhamento adequado da mulher grávida que consome bebida alcoólica é o caminho mais promissor para resolução da questão da SAF e de seu espectro.

REFERÊNCIAS BIBLIOGRÁFICAS

1. Centers for Disease Control and Prevention. Alcohol use among childbearing-age women – United States, 1991-1999. MMWR 2002; 51:273-6.
2. Mattson SN, Schoenfeld AM, Riley EP. Teratogenic effects of alcohol on brain and behavior. National Institute on Alcohol Abuse and Alcoholism, 2001.
3. Mukherjee R, Eastman N, Turk J, Hollins S. Fetal alcohol syndrome: law and ethics. Lancet, 2007; 369(9568):1149-50.

4. Lemoine P, Harrouseau H, Borteyru JP, Menuet JC. Les enfants de parents alcooliques: anomalies observées à propos de 127 cas. Ouest Medic 1968; 21:476-8.

5. Gahagan S, Sharpe TT, Brimacombe M, Fry-Johnson Y, Levine R, Mengel M et al. Pediatricians' knowledge, training, and experience in the care of children with fetal alcohol syndrome. Pediatrics 2006; 118:e657-8.

6. Chisholm D, Rehm J, Van Ommeren M, Monteiro M. Reducing the global burden of hazardous alcohol use: a comparative cost-effectiveness analysis. J Stud Alcohol 2004; 65(6):782-93.

7. Collins D, Lapsley G. The social costs of drug abuse in Australia in 1988 and 1992. Canberra: Commonwealth Department of Human Services and Health. Australian Government Printing Service, 1996.

8. Elliott EJ, Bower C. Alcohol and pregnancy: the pivotal role of the obstetrician. Aust N Z J Obstet Gynaecol 2008; 48(3):236-9.

9. García-Valdecasas-Campelo E, González-Reimers E, Santolaria-Fernández F, De La Vega-Prieto MJ, Milena-Abril A, Sánchez-Pérez MJ et al. Brain atrophy in alcoholics: relationship with alcohol intake; liver disease; nutritional status, and inflammation. Alcohol Alcohol 2007; 42(6):533-8.

10. Zilberman ML, Blume SB. Domestic violence, alcohol and substance abuse. Rev Bras Psiquiatria 2005; 27 Suppl 2:S51- 5.

11. Brasiliano S, Hochgraf PB. Drogadicção feminina: a experiência de um percurso. In: Silveira DX, Moreira F (eds.). Drogas, dependência e sociedade. São Paulo: Atheneu, 2005.

12. Zilberman ML, Tavares H, Andrade AG. Discriminating drug-dependent women from alcoholic women and drug-dependent men. Addict Behav 2003; 28(7):1343-9.

13. Stratton K, Howe C, Battaglia F (eds.). Fetal alcohol syndrome: diagnosis, epidemiology, prevention, and treatment. Washington: Institute of Medicine, National Academy Press, 1996.

14. Grinfeld H. What effects can be expected of prenatal exposure in pregnant mice and their offspring? Einstein 2004; 2(3):187-92.

15. Peadon E, Fremantle E, Bower C, Elliott EJ. International survey of diagnostic services for children with Fetal Alcohol Spectrum Disorders. BMC Pediatrics 2008; 8:12:10.1186/1471-2431-8-12.

16. Grinfeld H, Goldenberg S, Segre CA, Chadi G. Fetal alcohol syndrome in São Paulo, Brazil. Paediatr Perinat Epidemiol 1999; 13(4):496-7.

17. May PA, Gossage JP, Marais AS, Adnams CM, Hoyme HE, Jones KL et al. The epidemiology of fetal alcohol syndrome and partial FAS in a South African community. Drug Alcohol Depend 2007; 88(2-3):259-71.

18. Gerberding JL, Cordero J, Floyd RL. Fetal alcohol syndrome: guidelines for referral and diagnosis. National Center on Birth Defects and Developmental Disabilities, Centers of Disease Control and Prevention, Department of Health and Human Services, 2004.

19. Goodlett CR, Horn KH. Mechanisms of alcohol damage to the developing nervous system. National Institute on Alcohol Abuse and Alcoholism, 2001.
20. Niccols A. Fetal alcohol syndrome and the developing socio-emotional brain. Brain Cogn 2007; 65(1):135-42.
21. Hoyme HE, May PA, Kalberg WO, Kodituwakku P, Gossage, JP, Trujillo PM et al. A practical clinical approach to diagnosis of fetal alcohol spectrum disorders: clarification of the 1996 Institute of Medicine Criteria. Pediatrics 2005; 115(1):39-47.
22. Burd, L. Fetal alcohol spectrum disorders. São Paulo: Conference at the 1st ABRA-MD Congress, 2008.
23. Streissguth AP, Bookstein FL, Barr HM, Sampson PD, O'Malley K, Young JK. Risk factors for adverse life outcomes in fetal alcohol syndrome and fetal alcohol effects. J Dev Behav Pediatr 2004; 25(4):228-38.
24. Kalberg WO, Buckley D. Educational planning for children with fetal alcohol syndrome . Ann Ist Super Sanita 2006; 42(1):58-66.
25. Burd L, Roberts D, Olson M, Odendaal H. Ethanol and the placenta: a review. J Mat-Fetal Neon Med 2007; 20(5):361-75.
26. Grinfeld H. e Trinca R.Síndrome Alcoólica Fetal: prevalência no município da Grande São Paulo.
27. Family Empowerment Network – FEN.The Wisconsin fetal alcohol spectrum. Disorders (FASD) Resorche Guide, 2006.

Caderno colorido

Caderno colorido

CONSUMO NOCIVO DE ÁLCOOL: DADOS EPIDEMIOLÓGICOS MUNDIAIS

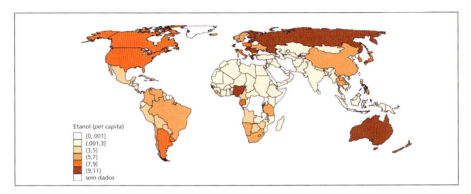

Figura 1   Estimativas para consumo de etanol puro *per capita* para a população de cada país, com idade de 15 anos ou superior.

CONSUMO NOCIVO DE ÁLCOOL ENTRE ESTUDANTES EUROPEUS: RESULTADOS DO ESPAD

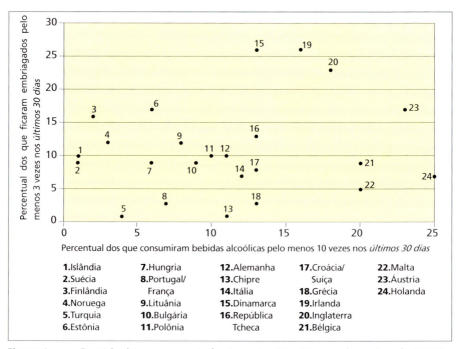

Figura 1 — Freqüência com que estudantes entre 15 e 16 anos dos países do ESPAD em 2003 beberam e ficaram embriagados nos *últimos 30 dias*.

Caderno colorido

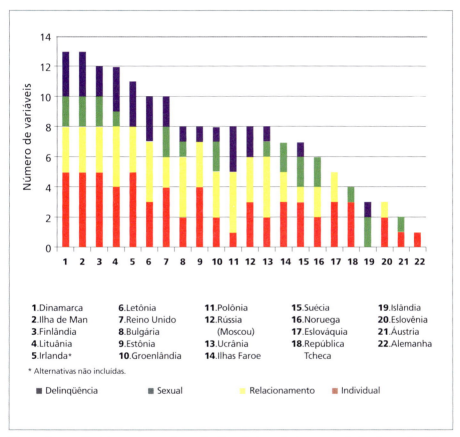

Figura 2 — Problemas causados pelo álcool vivenciados por estudantes entre 15 e 16 anos pertencentes aos países do ESPAD em 2003. O número de variáveis dentro de cada "grupo de problemas", em relação à percentagem de cada país, excede a média de todos os países.

Álcool e suas conseqüências: uma abordagem multiconceitual

PROBLEMAS ESPECÍFICOS: ÁLCOOL E HIV/AIDS

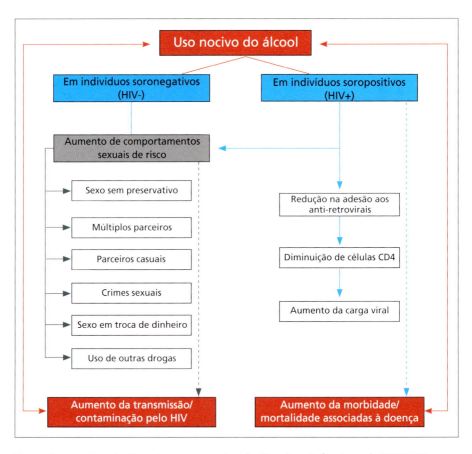

Figura 2   Associação entre o uso nocivo de álcool e a infecção pelo HIV/AIDS.

Caderno colorido

CONSUMO NOCIVO DE ÁLCOOL DURANTE A GRAVIDEZ

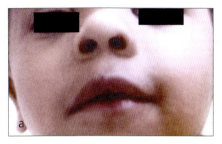 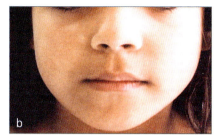

Figura 1   (a) Dismorfologia facial. (b) Traços faciais normais.

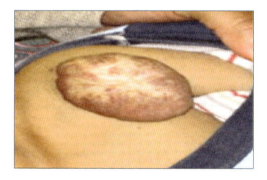

Figura 2   Hemangiomas.

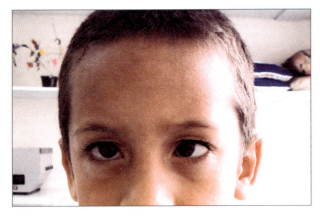

Figura 3   Estrabismo convergente.

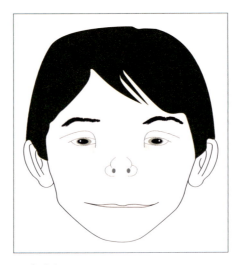

Figura 4   Alterações faciais.